医学のあゆみBOOKS

アンチエイジング診療 23のエッセンス

編　堀江 重郎（日本抗加齢医学会理事長，順天堂大学大学院医学研究科泌尿器外科学教授）

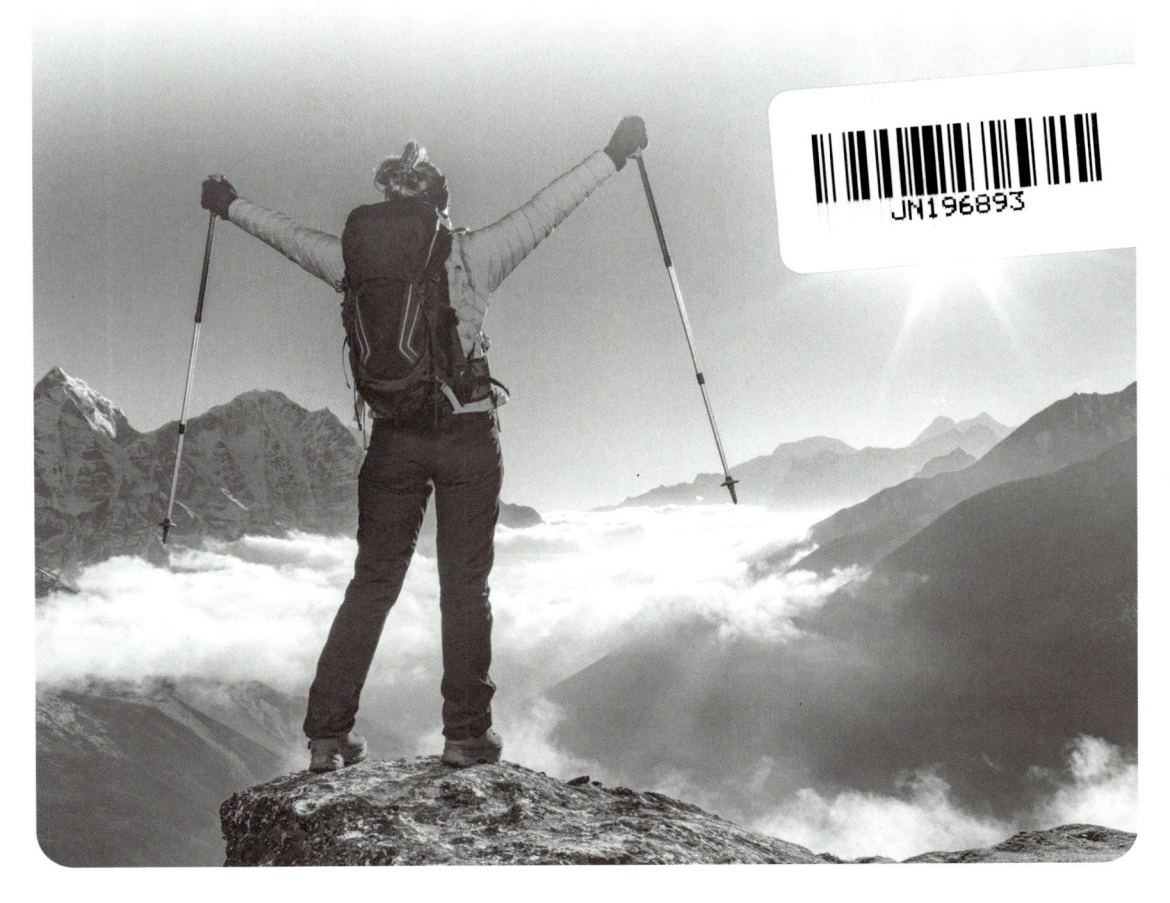

医歯薬出版株式会社

編　集

堀 江 重 郎●日本抗加齢医学会理事長，順天堂大学大学院医学研究科泌尿器外科学教授

執筆者一覧（掲載順）

山 田 秀 和●近畿大学アンチエイジングセンター，近畿大学奈良病院皮膚科

新 村　健●兵庫医科大学内科学総合診療科

赤 澤　宏●東京大学大学院医学系研究科循環器内科学

鳥 生 直 哉●京都大学大学院医学研究科腎臓内科学講座

佐 藤 有 紀●京都大学大学院医学研究科腎臓内科学講座，
　　　　　　同メディカルイノベーションセンター TMK プロジェクト

柳 田 素 子●京都大学大学院医学研究科腎臓内科学講座

松 本 成 史●旭川医科大学教育研究推進センター

太 田 博 明●藤田医科大学病院国際医療センター，山王メディカルセンター女性医療センター

阪 井 丘 芳●大阪大学大学院歯学研究科高次脳口腔機能学講座顎口腔機能治療学教室

内 藤 裕 二●京都府立医科大学大学院医学研究科消化器内科学

吉村浩太郎●自治医科大学形成外科学

野 尻 英 俊●順天堂大学医学部整形外科学講座

金 子 和 夫●順天堂大学医学部整形外科学講座

原田美由紀●東京大学大学院医学系研究科産婦人科学

大 須 賀　穣●東京大学大学院医学系研究科産婦人科学

井 手 久 満●獨協医科大学埼玉医療センター泌尿器科

奥 井 伸 雄●よこすか女性泌尿器科・泌尿器科クリニック

高 波 嘉 一●大妻女子大学家政学部食物学科

森 下 竜 一●大阪大学大学院医学系研究科寄附講座，内閣府規制改革推進会議委員，
　　　　　　NPO 法人日本抗加齢協会副理事長

稗田蛍火舞●静岡県立大学薬学部分子病態学分野

森 本 達 也●静岡県立大学薬学部分子病態学分野

満 尾　正●満尾クリニック

澤 登 雅 一●三番町ごきげんクリニック，東海大学医学部内科学系血液腫瘍内科客員講師

田 口 淳 一●東京ミッドタウンクリニック

永 井　敦●川崎医科大学泌尿器科

笹 井 浩 行●東京大学大学院総合文化研究科生命環境科学系

佐 藤 真 理●慶應義塾大学医学部眼科学教室時間生物学研究室

羽 鳥　恵●慶應義塾大学医学部眼科学教室時間生物学研究室

序
～アンチエイジング医学の潮流～

美は，余分なものの浄化である

ミケランジェロ（1475-1564）

　加齢に伴ってさまざまな"余分なもの"が私たちの細胞に蓄積していく．老化とは酸化ストレス，糖化ストレス，小胞体ストレス，エピジェネティクスが個体に不可逆的な変化をもたらすと考えられてきた．しかし2014年に *Science* に発表された研究は，個体レベルでアンチエイジングが起こることを明らかにした．高齢のネズミと，若年のネズミの血管を吻合するシンビオシスにより，高齢ネズミの脳神経や筋肉が再生して，嗅覚をはじめ，臓器の機能が改善することから，加齢による老化にはなんらかの物質，あるいはなんらかの環境の変化，あるいは幹細胞の移入により，可逆的な変化が起こりうることが明らかになった．また生物の寿命は，摂取カロリーを減少させると延長することが，多くの生物種で明らかになっている．これにはサーチュインというヒストン脱アセチル化酵素が関わっていることから，サーチュインを活性化する生活習慣はヒトのアンチエイジングにつながる可能性がある．さらに染色体末端にあるテロメアは，遺伝子の加齢変化と寿命を示すインジケーターであることが明らかになっているが，生活習慣やストレスが，テロメアの長さを調節するテロメラーゼの活性に影響する．そもそも"見た目"が若い人はテロメアも長いこともわかってきた．このように加齢変化のバイオマーカーが明らかになり，また適切な介入が動物の寿命を延長させることから，アンチエイジング医学への関心が高まっている．

　アンチエイジング医学を研究する日本抗加齢医学会は，学際的な学会として2001年に発足し，現在8,500人を超える会員が，抗加齢医学の研究そして実践を行っている．抗加齢医学会のモットーは，"ハツラツとした人生"の健康医学である．

　本書から，健康長寿で社会に貢献するためのアンチエイジング医学に関心を持っていただき，ぜひ学会総会に足を運んでいただけることを願っている．

2019年5月

日本抗加齢医学会理事長，順天堂大学大学院医学研究科泌尿器外科学教授　堀江重郎

医学のあゆみBOOKS

アンチエイジング診療 *23*のエッセンス

CONTENTS

ライフスタイル・食事

環 境

1. 環境とアンチエイジング

1 環境とアンチエイジング

Keyword
EXPOSOME
環境因子
エピジェネティック時計
生物学的時計
エピゲノム

POINT

- 受精以降のすべての環境の時間的総和（EXPOSOME）が，すべての遺伝的因子と関係を作っており，この環境因子（広義）からの働きかけが発達・老化の表現形として表される．

- DNA のメチル化レベルを計測する epigenetic clock（エピジェネティック時計）が提唱されており，生物学的年齢の受動的バイオマーカーとして注目を集めている．

- アンチエイジングの予防医学を中心とする対応策，たとえば運動・食事・精神（脳・睡眠）などの環境（狭義）への介入によって，DNA メチル化を制御することができる．

はじめに

　アンチエイジングの考え方は，運動・食事・精神（脳，睡眠）・環境（狭義）に介入する予防医学である．エピジェネティック研究の進歩により，遺伝子と環境の相互作用の理解が進み，表現形としては，遺伝的因子が重要としても遺伝子の関与は 2〜3 割の影響で，残りは環境因子（広義）との考え方が有力となっている．胎生期も含めた生涯を通じての環境への曝露の重要性が指摘されており，この環境因子の時間的因子を含めた総和は，EXPOSOME という概念[1]で示されている．そしてこれを調節しているのがエピゲノムと考えられている．アンチエイジング医学では，環境因子（広義）への介入が epigenetic clock（エピジェネティック時計）の進む速度を遅くする（例，DNA メチル化の抑制）ことができると考え始めている．

環境因子の重要性

　環境因子と健康の関係について，ヒトの疫学調査としてはオランダの飢餓の例が知られている[2]．胎生期を中心とした発達への飢餓の影響から後に疾患が多発していること，3 世代にまで影響を及ぼしている可能性があることなどが指摘されてきた．アンチエイジング医学では，受精の瞬間から，そして世代間を超えて（獲得した一部の形質がエピジェネティクスを介して，2〜3 世代続く可能性があるため），ライフスタイルをはじめとした環境因子を議論すべき時代になってきた．環境因子と DNA メチル化などのエピジェネティックな調節因子については，多くの研究が行われている[3,4]．

Epigenetic clock（エピジェネティック時計）

　DNA のメチル化の変化が老化の原因なのか，あるいは結果によるものなのかはまだ不

山田秀和 Hidekazu YAMADA　近畿大学アンチエイジングセンター，近畿大学奈良病院皮膚科

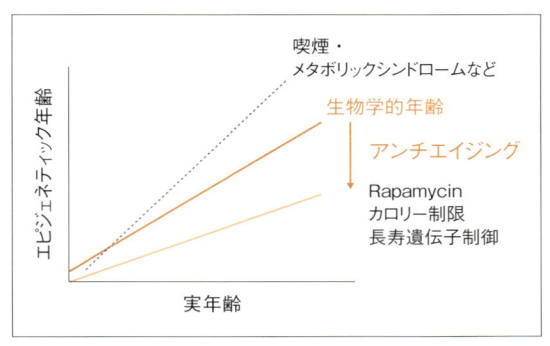

図1 アンチエイジングによる生物学的年齢への影響[29]

　多くの動物で，暦年齢における生物学的年齢とエピジェネティック年齢が強く相関しているので，野生型を基準とすると，ヒトでは環境因子 Exposome（喫煙，肥満など）によりメチル化が早まると，老化が促進する．アンチエイジング的には，メチル化を制御すると生物学的年齢が遅れる．
　インスリン，糖，CRP，BMI，中性脂肪，収縮期血圧は時計を進める．運動，食事（魚，フルーツ，野菜，少量アルコール），教育は時計を遅らせる．

明であるが，これにより暦年齢と生物学的年齢をよく予測することができる．数年前から，エピジェネティック時計に注目が集まっており，Hannum clock[5]，Horvath clock[3]などの概念が提唱されており，外因性エピジェネティック時計は Hannum の 71CpG 部位，内因性は Horvath の 353CpG 部位での DNA メチル化の特徴が生物学的時計として利用できる[6]．さらに rDNA も有望な時計[7]になるといわれている．従来，アンチエイジングドックでは各臓器年齢という概念を用いて，肌年齢，肺年齢などとよんでいるが，エピジェネティック時計を用いた生物学的年齢の計測によりこれに代わることが可能になる．これは，受精した段階で DNA のメチル化はほぼなくなり，それぞれの臓器に分化した後は環境曝露によりエピゲノムが変化していく[8]とされるためだ．この概念は，アンチエイジング医学において，遺伝子と環境の作用と考えてきた寿命や介入方法と相性がたいへん良い．

EXPOSOME

1．EXPOSOME とエピジェネティクスの機序[9-11]

　環境（広義）には，化学物質や光，温度・湿度などの環境，生物学的（ウイルスや，マイクロバイオーム），精神（気分障害，睡眠，概日リズム），ライフスタイル（過食，高脂肪食，飢餓，カロリー制限，身体活動）など，すべてが含まれる．EXPOSOME が DNA メチル化にどのように影響するのか，例を示すと，脂肪組成が脂肪細胞の DNA メチル化に影響（無作為化試験）する例や，メタボリックシンドロームとその関連障害の例，喫煙曝露による胎児への影響とその後の障害に関連する例，運動と骨格筋エピゲノムの関係や心的外傷後ストレス障害の場合に起こっていた例などがあげられている．複数の CpG 部位でのメチル化は，低悪性度炎症のマーカーである血清 C 反応性蛋白質（CRP）と関連していることがわかってきた．種や組織を超えて，多くの遺伝子のメチル化が生物学的年齢（寿命）[12]を表しているようだ．

2. NASA Twins Study[13]

2019年4月に発表された論文によると，NASA の Twins Study（双子研究）で，宇宙に滞在したヒトと地上にいたヒトを検討している．宇宙滞在者では Cell-free DNA（cfDNA）の検出から，低酸素によるミトコンドリアストレスや血中ミトコンドリアレベルの上昇，テロメアの延長，DNA 損傷と DNA 修復放射線およびカロリー制限関与，コラーゲン，血液凝固，および骨形成変化（体液移動および無重力による）や免疫活動の活性化が認められたという．帰還後，遺伝子発現の 93％が通常に戻ったが，その後も数百の遺伝子発現が変動している．白血球集団では，テロメアの制御遺伝子およびコラーゲンコードの遺伝子の近くの領域で，DNA のメチル化に変化が起こったが，帰還後には戻ったという．これは，潜在的なゲノム損傷を評価するのにエピゲノムが使える可能性を示唆している．

 ## 環境（狭義）とアンチエイジング

1. 大気

気候変動が健康に大きく影響していることがいわれている．世界の平均気温は，10年ごとに 0.2℃ずつ上昇を続けていることから，台湾の研究[14]では 1981～91 年の心筋梗塞，脳梗塞の死亡率は気温が 26～28℃で最も低く，年齢が高くなるほどこの傾向は明らかである．一方，脳出血は，気温が上昇するほど死亡率が減少する．心血管疾患（CVD）では長期に交感神経に影響してくることによるとされている[15]．中国の 182 万人調査[16]では，最小死亡気温は 22.8℃で，極度低温（−1.4℃）のほうが極度高温（29.0℃）よりも相対的に死亡リスクは高かった．非事故死全体のうち，14.33％が非至適気温に起因していた．今後は人工環境の作り方などが重要であろう．すでに，血圧と環境温度を含めたライフスタイルの関係[17]が指摘されている．住環境では，冬場の血圧上昇が，脳出血などに影響しており，これを恒温性の高気密度の住宅にすることで解消できる可能性がある[18]．

2. 大気汚染

大気汚染が健康を害している[19]ことが明らかとなっている．PM2.5 の濃度レベルが比較的低い日本でも PM2.5 の健康影響が認められており[20]，PM2.5 は ACE や iNOS のメチル化の減少，Mt genome の過剰メチル化，F2/ICAM-1，TLR-2 は IFNg，IL-6 に低メチル化を示すという．TET-1（DNA の脱メチル化の主要酵素 tet メチルシトシンジオキシゲナーゼ 1）遺伝子のメチル化が起こり，遺伝子発現に影響する[21]．

3. 喫煙

喫煙の有害性だけでなく，禁煙することによる[22]体重変化や 2 型糖尿病への関与があげられ，生命予後に関連することが示されている．作用機序は AHRR，CNTNAP2，MYO1G

---

column 1　EXPOSOME

生体以外の外部環境を意味し，大気，気象，日光，放射線，住居，運動・食事・行動などライフスタイルも含んだ因子．細菌，ウイルス，昆虫などの感染症，腸内や皮膚などの microbiome を含む．放射線や重力，緯度，経度，高度などの広義の環境因子．環境曝露の総和を意味するもので，遺伝子の発現の調節を担う．

に対する低メチル化がいわれている.

一塩基多型が喫煙に関連する CG における DNA のメチル化維持に関連して，遺伝子変異がエピゲノムに影響する報告[23]もあり，遺伝的因子も大きい可能性がある.

加熱性新型タバコは，ニトロソアミンが減らされていても，ニコチン濃度が同様との指摘もあり，疾患リスクが不明である.間接喫煙でも 4,000 以上の化学物質が含まれており，曝露は肺がん，脳卒中，冠状動脈性心臓病などの複数の疾患のリスクを高める[24].

4. 太陽光線[25]

アンチエイジング医学からみると，皮膚のビタミン D 合成を考慮する必要がある.さらに皮膚の老化と，骨格も含めた体形に反映する骨粗鬆症という 2 つの観点が必要で，ライフスタイルとしての配慮がいる.光老化皮膚では，低メチル化の程度は光老化の臨床的尺度に関連しており，扁平上皮癌サンプルと同様，結腸癌における既知の低メチル化ブロックと大部分重複しているという[26].つまり，がんにおいても，メチル化で共通部分があるということになる.

5. 建築

人工環境としての建築物に使われる物質は，化学物質が環境基準で設定されているが，今後は，エピゲノムにおける化学修飾への関与を検討する検査法になる可能性があろう.

さらに，住居設計などは，健康との関係が指摘されているが，光（太陽との位置関係），サーカディアンリズム（シフト勤務と糖尿病；不健康な生活習慣とシフト勤務を合算した 2 型糖尿病のリスクが，個別のリスクよりも実質的に高い[27]）や空気（換気），段差，歩行距離，座る姿勢，机，椅子など，多岐にわたる.なお，長時間の座位と寿命について，エピジェネティック時計のレベルでは差はないとされている[28].

おわりに：Epigenome trainer の可能性

将来的には，臓器別生物学的年齢を DNA のメチル化などをもとにしたエピジェネティック時計で表示することができるようになり，たとえば，「皮膚の生物学的年齢が 90 歳だが，心臓の生物学的年齢が 70 歳なので，紫外線対策を積極的にする」などの予防対策をとることができると思われる.アンチエイジング医学は，エピジェネティック時計と

---

column 2 Epigenetic clock（エピジェネティック時計）

老化を計測する方法として，各臓器の変化（形態，機能）をみて，肺年齢などと称することがある.一方，分子バイオマーカーとして白血球テロメア長（LTL）が提唱されてきた.最近提唱された概念として，エピジェネティック時計が知られている.Horvath（内因性）と，Hannum（外来性）の時計が有名である.エピジェネティック時計は，生物学的年齢の受動的バイオマーカーと考えられる.Hannum は 71 の，Horvath は 353 の CpG 部位におけるメチル化レベルの加重平均

を使用して，"DNA メチル化年齢"（DNAm 年齢）または "エピジェネティック年齢" とよぶ年齢の推定値を作成している.これらを用いて，Intrinsic と extrinsic epigenetic clock を想定し，介入による変化を見ることができるかもしれないとしているのがアンチエイジング医学の立場である.DNA のメチル化を制御することで，疾患の出現を遅らせ，老化を遅らせる可能性がある.

いう，より客観的な指標を得ることが期待される．今後は，特定の DNA 領域のメチル化する環境因子を割り出し，生物学的年齢を定期的に測ることで，予防医学が可能となるであろう．そのためには，DNA の全解析とエピゲノム計測，そして運動・食事・精神（脳・睡眠）などの環境を含めたライフスタイル計測の 3 点セットを用いた前向きのゲノム・エピゲノムコホートが重要となるであろう．いずれその成果は，DNA シークエンスを前提にした個別化医療（precision epigenetic medicine）として，mTOR 阻害薬，インスリン系，カロリー制限系などの"老化予防薬"の投与が可能となり[29]，アンチエイジングドックでは，ライフプランナーや epigenome trainer といった職種が行動介入を担うことになろう．

文献

1）Rappaport SM, Smith MT. Science 2010;330:460-1.
2）Wadhwa PD et al. Semin Reprod Med 2009;27:358-68.
3）Martin EM, Fry RC. Annu Rev Public Health 2018;39:309-33.
4）Leenen FA et al. Clin Epigenetics 2016;8:92.
5）Hannum G et al. Mol Cell 2013;49:359-67.
6）Horvath S, Raj K. Nat Rev Genet 2018;19:371-84.
7）Wang M, Lemos B. Genome Res 2019;29:325-33.
8）Feinberg AP. N Engl J Med 2018;378:1323-34.
9）Declerck K, Vanden Berghe W. Mech Ageing Dev 2018;174:18-29.
10）Ciccarone F et al. Mech Ageing Dev 2018;174:3-17.
11）Quach A et al. Aging（Albany NY）2017;9:419-46.
12）Petkovich DA et al. Cell Metab 2017;25:954-60.e6.
13）Garrett-Bakelman FE et al. The NASA Twins Study:A multidimensional analysis of a year-long human spaceflight. Science 2019;364（6436）. pii:eaau8650. doi:10.1126/science.aau8650.
14）Pan WH et al. Lancet 1995;345:353-5.
15）Doughty KN et al. Curr Cardiol Rep 2017;19:116.
16）Chen R et al. BMJ 2018;363:k4306.
17）Pickering TG. J Hum Hypertens 1997;11 Suppl 1:S9-18.
18）Zhao H et al. J Hypertens 2019;37:504-12.
19）Cohen AJ et al. Lancet 2017;389:1907-18.
20）Michikawa T et al. Japanese Nationwide Study on the Association between Short-term Exposure to Particulate Matter and Mortality. J Epidemiol 2018. doi:10.2188/jea.JE20180122.［Epub ahead of print］
21）Somineni HK et al. J Allergy Clin Immunol 2016;137:797-805.e5.
22）Hu Y et al. N Engl J Med 2018;379:623-32.
23）van Dongen J et al. Nat Commun 2016;7:11115.
24）Oberg M et al. Lancet 2011;377:139-46.
25）山田秀和．見た目のアンチエイジング研究．皮膚科領域．医学のあゆみ 2017；261：623-6.
26）Vandiver AR et al. Genome Biol 2015;16:80.
27）Shan Z et al. BMJ 2018;363:k4641.
28）Gale CR et al. Clin Epigenetics 2018;10:4.
29）Wang T et al. Genome Biol 2017;18:57.

各領域の
最新情報

2 脳のアンチエイジング

Keyword
加齢変化
危険因子
軽度認知機能障害
生活習慣病
認知症

POINT

- 加齢に伴う脳の変化は，認知機能や見当識の変化ばかりでなく，精神心理面にも注意を向ける必要がある．また，加齢による形態変化と機能変化はかならずしも一致しない．

- 加齢関連脳神経疾患としては認知症，脳卒中，パーキンソン病などがあり，とりわけわが国では認知症が増加傾向であることから，脳のアンチエイジングの重要性が高まっている．

- 脳のアンチエイジングでは，認知症の危険因子(生活習慣病，喫煙，肥満，社会的孤立など)に対して積極的な介入を行うとともに，防御因子(運動，サプリメント，余暇の充実など)を遂行できるように行動変容をはかることも重要となる．

神経系の加齢変化

1. 脳と神経細胞

　脳は，約300億個の神経細胞(ニューロン)とその数十倍の神経膠細胞(グリア細胞)を有し，運動神経，知覚神経，精神活動などを支配する神経情報伝達系の最上位中枢である．解剖学的には，大脳，小脳，脳幹に大別され，ヒトではとくに大脳が発達している．大脳の断面は，表面の大脳皮質(灰白質)とその内側の白質に区別され，神経細胞の細胞体は灰白質に，白質には軸索が存在する．

2. 脳重量，神経細胞，神経膠細胞の形態変化

　成人の脳重量は，体重の約2%を占め，1.2〜1.6 kg程度とされているが，中年をピークに加齢に伴い軽くなる．以前は，脳重量の減少は神経細胞の数が減少するためと考えられていたが，近年では，神経細胞の数は不変で，脳萎縮の大部分は神経突起の変性脱落によるもの(おもに白質の変化)と考えられるようになった[1]．神経細胞の形態変化として，シナプス(神経接合部)の減少や退縮が認められる．一方，神経膠細胞のひとつである星状膠細胞(アストロサイト)の数は増加する．同じ神経膠細胞でも，神経線維の髄鞘を形成する乏突起膠細胞(オリゴデンドロサイト)は退行変性する．その結果，有髄線維が減少し，神経伝達速度の低下を招く[1]．

3. 脳の機能変化

①記憶・学習

　記憶は短期記憶と長期記憶に区別される．短期記憶は，たとえば数字の復唱のような単純作業のことで，加齢により軽度低下する[1]．長期記憶は意味記憶，エピソード記憶，手

新村　健 Ken SHINMURA　兵庫医科大学内科学総合診療科

続き記憶に区別される．意味記憶は生活全般の知識に関する記憶で，加齢による変化は少ないが，高齢者では名称などの語彙情報を取りだすのに時間がかかるようになる．エピソード記憶は，出来事に関する記憶で，たとえば「昨日の夜ごはんは何でしたか？」のような質問で試されるが，高齢者では著しく低下する．質問を「昨日の夜ごはんはお魚でしたか？　お肉でしたか？」のように変えると答えられる場合が多く，再生能力は低下しても再認能力は保たれているといえる．手続き記憶は，自転車こぎや調理のような動作を伴うスキルの記憶で，加齢による影響は少なく高齢者でも維持される．

②知能・知性

知能には，単純な記憶を基盤とする流動性知能と，知識の蓄積と総合判断を基盤とする結晶性知能がある．流動性知能は30歳代をピークに低下していくが，結晶性知能はかならずしも年齢で衰えない．むしろ，"年の功"といわれるように経験を重ねてより優れていく面もある．両者を合わせた総括的知能は，かなり高齢になっても保持される（**図1**）[2]．

③運動制御能力

運動制御は，中脳の黒質−線条体ネットワークが関与しているが，加齢により黒質のドパミン量が低下する．これらの変化と関連して，加齢により動作が緩慢になり，姿勢保持能力（バランス機能）は低下する．これは，高齢者が転倒しやすくなる一因でもある[1]．

④感情（情動）制御能力

感情の制御は扁桃体を中心とした大脳辺縁系がつかさどる．大脳辺縁系の容積は加齢の影響をあまり受けないと考えられている．一般に，感情の感知は加齢により低下する．怒りや悲しみといったネガティブな感情を感知する力が低下する一方，喜びや楽しみといったポジティブな感情は高齢者でも保持しやすい[1]．

4．脳血管系の加齢変化

脳神経細胞の変化だけでなく，脳血管構造やその機能にも加齢変化は現れる[3]．加齢に伴う細動脈の蛇行や壁肥厚は血流の低下を引き起こし，leukoaraiosis（白質菲薄化）を引き起こす．血管内皮機能の低下や血液脳関門の透過性亢進も leukoaraiosis 出現に寄与している．近年，leukoaraiosis の進行が認知機能障害の原因となる可能性も報告されている．脳血管系の加齢変化は生活習慣病により促進し，認知症発症と密接に関係している[3]．よって，血管，神経細胞，グリア細胞の相互関係からなる脳の微小循環維持機構，neuro-vascular unit の機能不全が認知症発症において重要な役割を果たしていると推測される．

加齢関連疾患としての認知症

脳神経系の加齢変化がもたらす加齢関連脳神経疾患としては，認知症，脳卒中（脳血管障害），パーキンソン病などがある．うつ病は加齢によるものだけではないが，加齢もその成因に大きな影響を与え，高齢者特有の症候を呈し，今後増加すると予想されている．

現在，認知症，脳卒中は，要介護の原因疾患の第一位と第二位を占めている[4]．すなわち，脳の老化や疾病は，健康長寿を妨げている中心的な問題であり，脳のアンチエイジングは，健康長寿延伸のために，きわめて重要な対策と位置づけられる．以下，認知症に焦点を絞り，現状とその対策について概説していく．

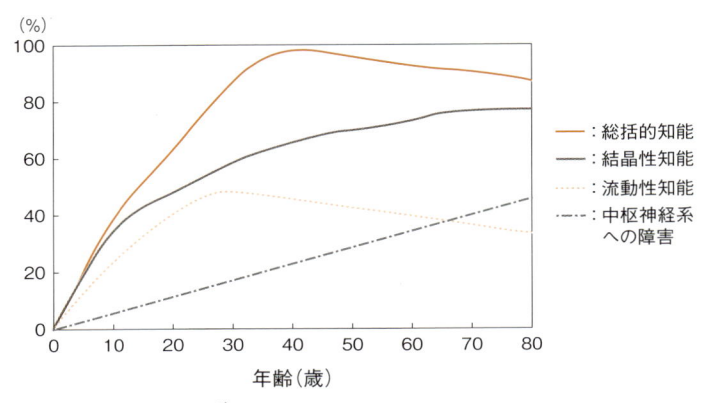

図1 知能の加齢変化[2]

1. 認知症有病率と発症率は増え続けているのか？

　世界的な高齢化の進行は，加齢関連疾患である認知症患者の著増を招く危険がある．それはおもに発展途上国における認知症患者の急増に起因し，一方で先進国では認知症患者の増加の割合は徐々に緩やかになると予想されている．実際，先進国の一部（たとえばイギリス，アメリカ，ドイツ，オランダ，スウェーデンなど）では，認知症予防策が普及してきたことにより，認知症の有病率・発症率が低下しているとのデータが示されており，認知症はある程度は予防可能な疾患であることが証明されつつある[5]．

　それでは日本において，認知症有病率と新規発症率はどのような経過を取っているのであろうか？　2012年時点での65歳以上の高齢者における認知症有病率は15％（462万人）と推計され，有病率は高齢になればなるほど高い[5]．福岡県久山町での経時的な疫学調査によると，1988年コホートで認知症発症率（年齢・性調整後）は25.9千人/年に対し，2002年コホートでは41.6千人/年と有意に上昇した[5]．その一因は，糖尿病有病率の上昇にあると推測され，認知症の病型でみると，血管性認知症の発症は2コホート間で不変であったが，アルツハイマー病（AD）は明らかに増加していた．よって日本における認知症予防対策，脳のアンチエイジング普及はまだまだ不十分な状況と評価されるべきであろう．

2. 軽度認知機能障害（MCI）とは？

　一度認知症を発症してしまった場合，ADに対する現在の治療法，コリンエステラーゼ阻害薬やNMDA受容体阻害薬の効果は限定的かつ不十分である．ADの脳病理（アミロイドβやタウ蛋白の蓄積）は認知症発症の20年以上前から緩徐かつ進行的に始まっていること，いったん生じた神経細胞脱落を現在の治療では元に戻すことが不可能であることが，その理由と推測されている（**図2**）[6]．そこで，脳病理変化の軽度な，神経細胞の脱落があまり起こっていない，より早期の段階で発見し，適切な介入を行うことが推奨されている．そのような認知症予備軍の状態を，軽度認知機能障害（MCI）とよび，その有病率は65歳以上の高齢者の15～25％，すなわち最大で800万人が該当すると推計されている[7]．MCIの診断基準としては，Petersenの基準，DSM-5，ICD-10，NIA-AAの診断基準などがあり，個々を参照されたい[7]．いずれの診断基準でも，以前と比べ認知機能低下があるが日常生活は自立した認知症ではない状態としてMCIを定義している．特記すべきことは，MCI

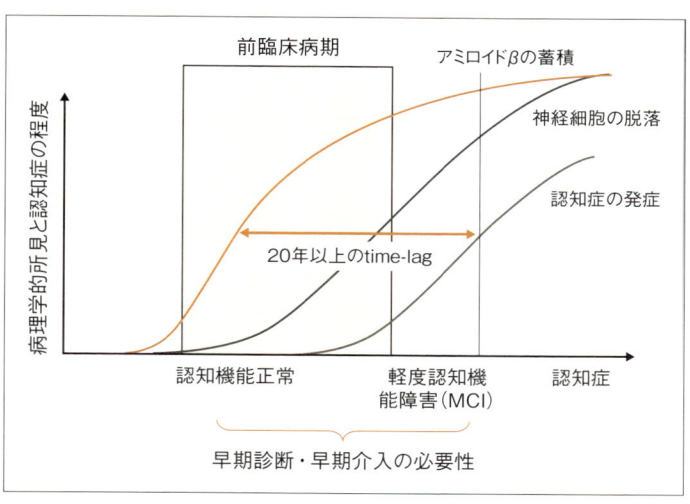

図2 認知症発症までの脳病理学的所見進行の経過[6)]

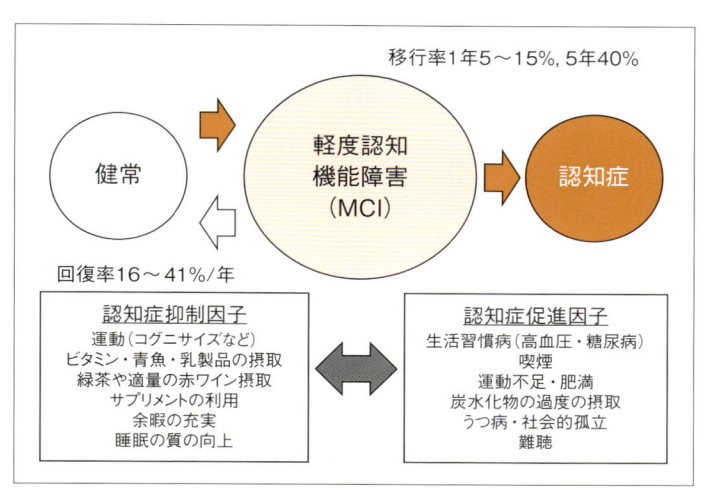

図3 認知症スペクトラムと脳のアンチエイジング[7)]

は可逆的な状態であることであり，認知症への移行率が1年で5〜15%，5年で40%と報告される一方，健常な認知機能への回復率も1年で16〜41%といわれている（**図3**）[7)].

 脳のアンチエイジング

　認知症の危険因子のなかで，加齢や遺伝的要因（遺伝性 AD や ApoE 遺伝子）は現時点では回避することは困難である[7,8)]．一方，高血圧，糖尿病，肥満，運動不足，喫煙，うつ病，難聴，低教育歴，社会的孤立の9つ後天的要因は，それぞれ独立した認知症の危険因子であり，これらを改善することで認知症のリスクを35%低下させることができると報告された[8)]．よって，脳のアンチエイジングでは，これら認知症促進因子，抑制因子への対策が中心となる（**図3**）.

1. 運動

運動療法については多くの観察研究より，適格な身体活動が認知症や AD の発症を抑制することが報告されている[7]．また中高齢者の歩行スピード低下や握力低下は認知機能低下と密接に関連していた．高齢者に対する身体活動の介入試験では，認知機能低下を抑制したという報告もあり，運動を積極的に取り入れることは，中年期，高齢期ともに推奨される[7]．日本人の MCI を有する高齢者を対象とした RCT において，身体活動と注意や記憶を刺激する認知課題（計算，しりとりなど）を組み合わせたコグニサイズの実施は，論理的記憶や MMSE 得点の改善，海馬萎縮の進行抑制を認めた[9]．

2. 栄養

炭水化物を主とする高カロリー食の摂取や，逆に低蛋白および低脂肪食は，MCI や認知症のリスクを高めると報告されている[7]．久山町の観察研究では，大豆や大豆食品，野菜，藻類，牛乳および乳製品の摂取は認知症リスクを軽減し，一方，米の摂取が多いと認知症のリスクは高まった[7]．AD と栄養素摂取に関するメタアナリシスでは，葉酸，ビタミン A，B_{12}，C，E 摂取は AD で有意に低下していたが，ビタミン D，亜鉛，銅，鉄には差がなかった．「老化に関する長期縦断疫学研究（NILS-LSA）」では，乳製品や乳製品に多く含まれる短鎖脂肪酸や中鎖脂肪酸の高摂取が認知機能低下を抑制する可能性が示されている[10]．また同研究から，ω3 脂肪酸，とくにドコサヘキサエン酸（DHA）を多く含む青魚などの高摂取が認知機能低下を予防する可能性も示唆されている．

カフェイン，コーヒー，茶に関しては一定の結果は得られていないが，総じて摂取者，（とくに緑茶）では，認知機能低下が弱くなる傾向がみられている[7]．適度の飲酒は認知症リスクを低下させる可能性があり，とくに赤ワインの適量摂取が予防効果を持つと報告されている[7]．しかし，適度な飲酒量に関しては，人種差や個人差が大きく，日本人における適量について確立した基準はない．

3. 生活習慣病の管理

高血圧の認知症や認知機能低下に及ぼす影響は年齢によって異なる[7]．中年期の高血圧は高齢期の認知症や認知機能低下の危険因子であるため，積極的な治療が推奨されている．一方，高齢期の高血圧と認知症の関係は一定しておらず，低血圧や血圧日内変動も認知症と関連することが示唆されている．糖尿病はすべての認知症に対する強力な危険因子であり，とくに中年期の血糖管理が認知症予防に重要と報告されている[7]．中年期の脂質異常症，とくに高コレステロール血症は AD の危険因子とされ，中年期の脂質異常症に対しては厳格な管理が望ましい[7]．一方，高齢者での脂質異常症の認知症への影響は一定の結果ではなく，過度のコレステロール低下は避けるべきかもしれない．メタボリックシンドローム（MetS）と認知症の関連も示唆されており，とくに中年期の MetS は認知機能低下と関連するという報告が多い[7]．肥満に関連して睡眠時無呼吸症候群（SAS）や睡眠時呼吸障害は，血管性危険因子であるのみならず認知機能低下にも影響を与えると報告されている．

喫煙は，すべての認知症のリスクを増大させることから，禁煙指導は必須である[7]．

4. サプリメント

食生活での注意に加え，適切なサプリメントの使用は，認知症予防の点で有用であろ

う[11]．認知症予防において有効な品目として，イチョウ葉エキス，ヤマブシタケ，フェラル酸，クルクミン，DHA，ヒューペルジン A などが報告されている（文献 [11]参照）．

5．余暇の充実と睡眠の質の向上

うつ病の既往は，高齢期の認知症発症リスクを増大させる[7]．心理社会的ストレスが認知症発症リスクと関連することもスウェーデン，アメリカから報告されている．よってメンタルトレーニングなどのストレス対策は，認知症抑制効果を持つ可能性が高い．余暇活動としては，知的要素（ゲーム，囲碁，麻雀，映画・絵画鑑賞など），身体的要素（スポーツ，散歩，エアロビクスなど），社会的要素（友達に会う，ボランティア活動，旅行など）が含まれ，余暇活動の充実は認知症や AD の発症抑制効果を示したという報告は多い[7]．

不眠や睡眠不足は MetS や心血管系リスクとなり，うつ病の発症を促進する．これらの疾患は，いずれも認知症発症のリスクでもある．よって睡眠障害は認知症や AD の危険因子である可能性は高いが，直接的な因果関係は証明されていない．しかし睡眠障害による脳神経へのアミロイド β 蓄積増加が報告されており，SAS における疫学調査と合わせて，脳のアンチエイジングにおいて睡眠の質の向上への取り組みは，ますます注目を集めている[12]．

文献/URL

1）大内尉義，秋山弘子編．新老年学〈第3版〉．東京大学出版会；2010．
2）日本老年医学会編．〈改訂第3版〉老年医学テキスト．メジカルビュー社；2008.
3）島村宗尚・他．脳血管のアンチエイジングと認知症予防．分子脳血管病 2016；15(1)：14-8．
4）厚生労働省．平成28年国民生活基礎調査の概況．2017．（https://www.mhlw.go.jp/toukei/saikin/hw/k-tyosa/k-tyosa16/dl/16.pdf）
5）山本幹枝・他．認知症有病率の時代的推移—洋の東西の比較．日本老年医学会雑誌 2018；55(4)：547-52．
6）Jack CR Jr et al. Hypothetical model of dynamic biomarkers of the Alzheimer's pathological cascade. Lancet Neurol 2010;9(1):119-28.
7）「認知症疾患診療ガイドライン」作成委員会編．認知症疾患診療ガイドライン 2017．医学書院；2017．
8）Livingston G et al. Dementia prevention, intervention, and care. Lancet 2017;390(10113):2673-734.
9）島田裕之．コグニサイズと認知機能アンチエイジング．アンチ・エイジング医学 2016；12(4)：463-8．
10）大塚　礼・他．栄養と認知機能アンチエイジング．アンチ・エイジング医学 2016；12(4)：469-74．
11）田平　武．サプリメントと認知機能アンチエイジング．アンチ・エイジング医学 2016；12(4)：481-6．
12）Irwin MR, Vitiello MV. Implications of sleep disturbance and inflammation for Alzheimer's disease dementia. Lancet Neurol 2019;18(3):296-306.

3 心血管系のアンチエイジング

Keyword
レニン-アンジオテンシン系
拮抗的多面性(antagonistic pleiotropy theory)
心不全
慢性炎症
C1q-Wnt 経路

POINT

- 心臓にも老化,つまり加齢にともなう不可逆的な退行性変化が生じるが,その機序と役割については不明な点が多く残されている.

- 低齢での生存を高めるものの高齢では逆に有害な影響を与えるという拮抗的多面性を示す形質(antagonistic pleiotropy)を有するレニン-アンジオテンシン系やC1q-Wnt経路が心血管系の老化に深く関与している.

- アンチエイジングにより心臓の老化リスクを低減し,心疾患の発症を遷延させることで,健康長寿をめざすことが期待される.

はじめに

　心臓にも老化,つまり加齢にともなう不可逆的な退行性変化が生じる.高血圧や動脈硬化などのいわゆる老化関連疾患の重積によって心不全や心房細動などの心疾患発症のリスクが増大するが,これらの全身性の危険因子が存在しない場合でも加齢とともに心肥大の罹患率は増加し,心収縮能は保持されるものの拡張能が低下することが疫学研究によって報告されている.しかし一方で,このような心臓の老化は,何が culprit でどのようにして生じるのか,心疾患発症の基盤としてどの程度重要なのか,その機序と役割についてはほとんど明らかになっていない.最近,個体老化の分子メカニズムの理解が深まりつつある.心臓の老化にも酸化ストレスやミトコンドリアの機能異常,細胞老化や炎症が関与することが示唆され,新たに同定された老化促進あるいは老化抑制因子の役割も注目を集めている.また,サーチュインなどの抗老化遺伝子が心臓のアンチエイジングの標的分子となる可能性も示唆されている.

　そもそも単性単細胞生物であるバクテリアには"老化"が存在しない.多細胞生物へと進化し,体細胞と生殖細胞に役割が分担され,有性生殖による繁殖を行う過程で"老化"が内在的な形質として定着したと思われる[1].つまり,生殖あるいはそれによって獲得される多様性の代償として,私たちは"老化"を受け入れざるを得なかったともいえる.哺乳類のような高等生物でさえも捕食や飢餓,外傷,環境異変などのさまざまな外的要因によって死亡するので,自然のままの野生環境において高齢に至る個体は数少ない.そのような状況では,高齢になって発現する有害遺伝子には進化的な淘汰圧がかかりにくい(**図1**).高齢になって有害遺伝子が発現したとしても子孫の繁殖には影響がなく,すでに生まれている子孫はその有害形質をすでに保持しているからである.したがって,高齢で発現

赤澤　宏 Hiroshi AKAZAWA　東京大学大学院医学系研究科循環器内科学

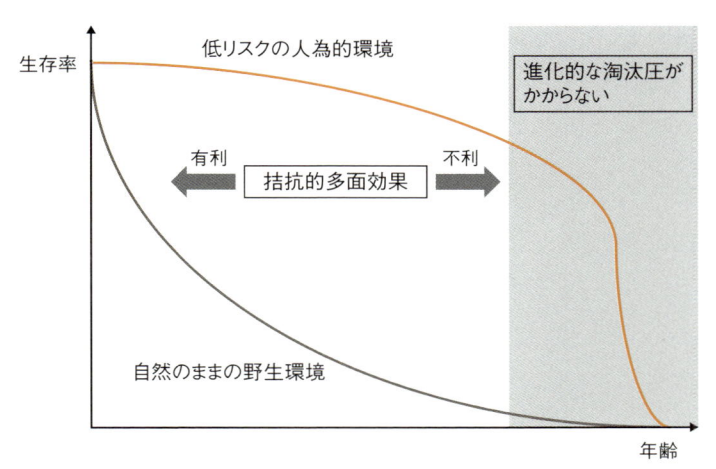

図1 個体寿命と老化の関係[1]

する有害形質，とくに低齢での生存を高めるものの高齢では逆に有害な影響を与えるという "拮抗的多面性" を示す形質が，進化の過程で蓄積してきたと考えられる(antagonistic pleiotropy theory)(**図1**)．高齢まで生き延びた個体は，これら有害形質の集積にともない老化関連疾患への罹患感受性が高まると考えると，理解しやすい．

 個体老化と心不全

アメリカの統計によると，心不全患者は 60 歳以上で急に増加し，とくに 65 歳以上の高齢者ではその発病率は 1,000 人に 10 人に達するほどである[2]．心不全の頻度が加齢とともに増加する原因は明らかではないが，高血圧や動脈硬化，糖尿病などのいわゆる老化関連疾患の重積によって心不全発症のリスクが増大することは間違いないであろう．一方で，これらの全身性の危険因子が存在しない状態においても，加齢にともなう内因性の心筋障害や機能低下が心不全発症のリスクを増大させるであろう．実際に，高血圧などの合併症がない場合でも，加齢とともに心肥大の罹患率は増加し，心収縮能は保持されるものの拡張能が低下することが，Framingham Heart Study などの疫学研究によって報告されている[3,4]．心肥大や間質の線維化は，運動耐容能を低下させて拡張不全をきたすとともに，心

---

column　HFpEF

左室駆出率が保持された心不全(heart failure with preserved ejection fraction：HFpEF)の患者数は，超高齢社会を迎えるにあたってさらに増加すると予想されている．一方で，HFpEF に対して死亡やイベント発生を低下させることが証明された薬物療法はこれまでに報告がなく，心不全症状を軽減させるための負荷軽減療法や，高血圧や心房細動などの併存症に対する治療にとどまっている．最近になって，加齢や肥満，糖尿病，高血圧，CKD といった全身性の合併症にともなう慢性炎症が冠動脈微小血管の内皮障害を引き起こし，その結果生じる活性酸素種の増大と NO の産生低下が HFpEF の病態に重要であるという新たなパラダイムが提唱され，注目を集めている．老化にともなう HFpEF の発症機序を明らかにすることで，新たな治療標的やバイオマーカーの発見につながることが期待される．

房負荷を増すことで心房細動の発症リスクを増大させる.

このような加齢にともなう心臓の機能的および組織学的変化はマウスなどの実験動物においても認められる[5].形態学的な変化として,心筋細胞の肥大やアポトーシスの増加,間質の線維化,アミロイドの沈着などがあげられる.

 ## レニン-アンジオテンシン系

レニン-アンジオテンシン系(renin-angiotensin system:RAS)や交感神経系の活性化亢進により,心筋細胞肥大や間質の線維化,心室内腔の拡大などの心筋リモデリングが促進される.そのことが心筋障害や心機能低下を悪化させる主要因であることはよく知られている.

RAS の活性化は生理的な老化現象や機能低下にも関与していると考えられる.たとえば,アンジオテンシン変換酵素(ACE)阻害薬あるいはアンジオテンシンⅡ(AngⅡ)受容体ブロッカー(ARB)の長期投与により,通常のラットにおいても心血管系における加齢性の線維化が軽減し,個体寿命が延長する[6,7].これらの報告において,ACE 阻害薬投与群ではコントロール群と比較して,心臓組織において加齢にともなうミトコンドリア数の減少や抗酸化酵素 superoxide dismutase の発現量低下が軽度で,心筋アポトーシスの頻度も低いことが示されている[6,8].さらに,AngⅡ1a 型(AT_{1a})受容体欠損マウスは野生型マウスと比べて寿命が延長することが報告され,大きな注目を集めている[9](**図2**).AT_{1a}受容体欠損マウスでは,左室重量や心筋細胞数に差はみられなかったが,心筋線維化や動脈硬化性病変が軽度であった.腎臓組織での解析では,AT_{1a}受容体欠損マウスは加齢にともなう酸化ストレスマーカーの増大やミトコンドリア数の減少が抑制されており,ストレス抵抗性や代謝システムが維持されていると考えられた.

AT_{1a}受容体欠損マウスには形態学的な異常がみられないが,AT_{1a}受容体欠損マウスとAT_{1b}受容体欠損マウスを交配して得られるダブルノックアウトマウスでは腎臓の形成異常が認められる[10].また,妊産婦に対する ACE 阻害薬や ARB の投与は,胎児・新生児の死亡や腎障害,その他の胎児奇形のリスクが報告され禁忌となっている.AT_1受容体シグナルは血圧や水・電解質の恒常性維持という役割に加えて,胎生期および新生児期において器官形成にも重要な役割を果たしており,陸上での生活や低齢での生存を担保する一方で老化を促進するという,文字どおり antagonistic pleiotropy を示している点が興味深い.

 ## 慢性炎症と老化をつなぐ C1q-Wnt 経路

老化は慢性炎症を惹起し,慢性炎症は個体老化と老化関連疾患に共通する基盤病態であると考えられる.しかし,慢性炎症がどのようなメカニズムで個体老化の進行や老化関連疾患の発症に寄与しているのか,詳細については明らかではなかった.最近,マウスでの併体結合(parabiosis)の実験によって,Wnt シグナル活性化因子[11]や GDF11[12]など血液中の液性因子が個体の老化を促進,あるいは抑制する作用を有することが明らかとなり,大きな注目を集めている.スタンフォード大学の研究チームは,高齢マウスと若齢マウスとの併体結合を行って血液を共有させることにより,高齢マウスの組織再生能や幹細胞の増殖能が回復する一方で,若齢マウスでは逆に低下することを明らかにした[13].この結果か

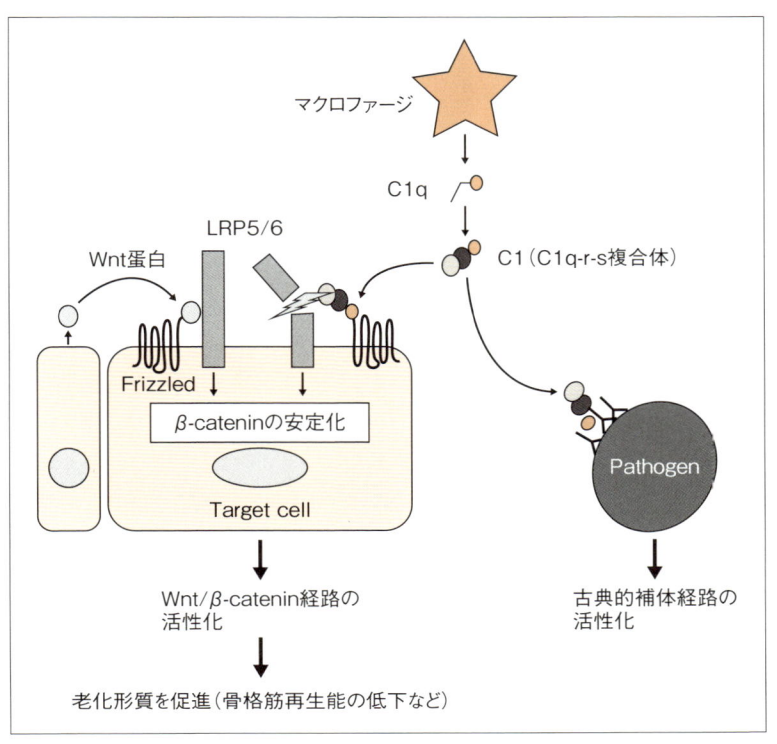

図2 補体因子 C1q は Wnt/β-catenin シグナルを活性化して老化形質を促進する[15]

図中のラベル:
- マクロファージ
- C1q
- C1（C1q-r-s複合体）
- Wnt蛋白
- LRP5/6
- Frizzled
- β-cateninの安定化
- Target cell
- Pathogen
- Wnt/β-catenin経路の活性化
- 古典的補体経路の活性化
- 老化形質を促進（骨格筋再生能の低下など）

ら，高齢マウスの血中には老化促進因子が，若齢マウスの血中には老化抑制因子が存在することが示唆された．また，高齢マウスの血中に存在する老化促進因子がWnt蛋白受容体である Frizzled に結合し，Wnt/β-catenin シグナルを活性化することが示された[11]．しかし，Wnt 蛋白は疎水性が高いために，細胞膜や細胞外基質に強く接着して分泌細胞の近傍で機能するので，血液を介して作用することは困難である[14]．したがって，血中に存在する老化促進物質は Wnt 蛋白以外の Wnt シグナル活性化物質であると想定された．

　私たちは老化に伴う骨格筋再生能低下をきたす血中分子の探索を行い，補体分子 C1q が加齢に伴い血中で増加し，骨格筋において Wnt シグナルを活性化することにより骨格筋再生能低下を引き起こすことを見出した[15]．さらに，C1q は C1r, C1s とともに C1 複合体を形成し，C1 複合体が Wnt の受容体である LRP6 を切断することで Wnt シグナルを活性化させるという詳細な分子メカニズムを明らかにした（**図2**）．C1q は自然免疫を担う炎症性蛋白質であることから，この結果は C1q が老化現象にみられる慢性炎症に関与する鍵分子であることを強く示唆するものであり，自然免疫と老化をつなぐ新たな経路の発見と考えられる．

 老化関連疾患発症における C1q-Wnt 経路の役割

　老化関連疾患として知られる心不全や動脈硬化，筋萎縮（サルコペニア）の病態形成に C1q-Wnt 経路が関与していることが明らかとなっている（**図3**）．高齢マウスの血中および心臓組織中の C1q は増加しており，心臓組織における Wnt/β-catenin シグナルも活性化し

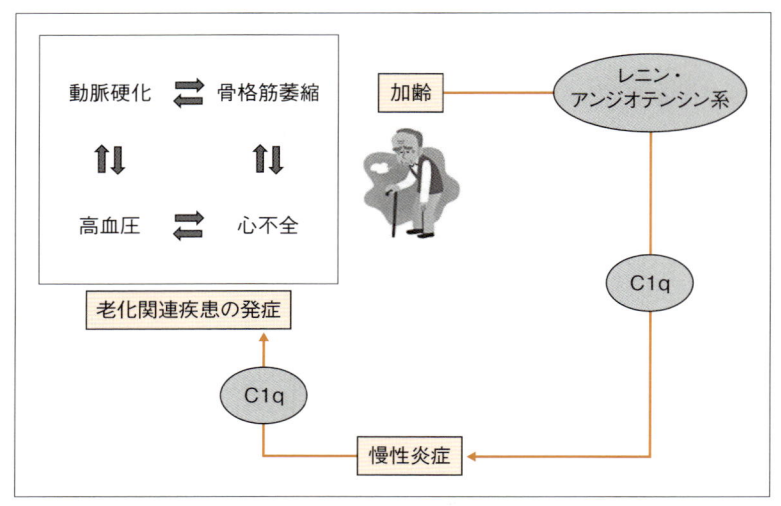

図3 C1q-Wnt 経路はさまざまな老化関連疾患の発症に関わる

ている[15]．一方で，C1q ノックアウトマウスでは，このような加齢にともなう心臓組織での Wnt/β-catenin シグナルの活性化がみられないことから，心臓組織では加齢にともなって C1q-Wnt 経路の活性化が生じていると考えられる[15]．Wnt/β-catenin シグナルの活性化が心筋細胞肥大や線維化など左室リモデリングを促進することはよく知られているが[16]，心不全では Wnt/β-catenin シグナルは血管内皮細胞においても活性化し，心筋保護作用のある Neuregulin の産生を低下させることで心機能低下がさらに促進されることが明らかとなっている[17]．また，心不全は心臓以外の臓器にも病的な変化を引き起こす．そのひとつが骨格筋の萎縮であるが，心不全に伴う骨格筋の変化にも C1q-Wnt 経路が深く関与する．つまり，心不全モデルマウスの骨格筋で C1q-Wnt 経路が活性化し，遅筋から速筋へと筋線維のファイバータイプを変化させる[18]．

また，C1q-Wnt 経路は高血圧性血管リモデリングにも深く関与する．アンジオテンシン II（Ang II）持続投与により，大動脈外膜に浸潤した M2 マクロファージから C1q が分泌され，血管平滑筋細胞において Wnt/β-catenin シグナルの活性化と血管平滑筋増殖が誘導される[19]．

Wnt/β-catenin シグナルは胎生期における発生・分化や幹細胞の自己複製に重要な役割を果たす一方で，活性化によって老化を促進する[14]という antagonistic pleiotropy を示している点が興味深い．

おわりに

ヒトはなぜ老いるのか？　私たちにとって不可避である死や老化は有史以来，根源的な問題として人びとの心を捉え悩まし続けている．近年の研究により，個体寿命や老化の分子メカニズムの理解が深まりつつあるが，まだごく一部を垣間見ているにすぎない．本稿では，老化における慢性炎症，とくに最近明らかとなった C1q-Wnt 経路の役割について概説した．

老化関連疾患における C1q-Wnt 経路の病態生理学的意義は明らかにされつつあるが，

加齢にともなう C1q の発現誘導の機序は不明な点が多く残されている．一方で，AT$_1$受容体ノックアウトマウスは老化にともなう骨格筋萎縮が軽度で，寿命が延長している[9,20]．また，AT$_{1a}$受容体シグナルの阻害によって C1q の発現が低下し，筋力の回復が促進し線維化が抑制される[20]．また前述のように，Ang II 投与により大動脈へ浸潤する M2 マクロファージにおいて C1q の発現が誘導されることから[19]，レニン-アンジオテンシン系と C1q-Wnt 経路の活性化が老化関連疾患の発症や進展に関わっている可能性が示唆される．しかし，ともに antagonistic pleiotropy を示し老化を促進するレニン-アンジオテンシン系と C1q-Wnt 経路が互いにどのように制御しあい，老化関連疾患の発症にどのような役割を果たしているのか，今後明らかにすべき点が多く残されている[21]．

　アンチエイジングは，加齢にともなって進行する機能低下を遅らせて，生活の質や日常生活のレベルを維持，向上させるアプローチである．そこには学問的な検証が必須であることはいうまでもない．個体寿命や老化の分子メカニズムの理解が深まりつつあるが，まだごく一部を垣間見ているにすぎない．また，心臓の老化研究のなかから，心疾患の病態解明や治療法確立の新たな糸口が見つかる可能性がある．心臓の老化リスクを低減し，心疾患の発症を遷延させることで，健康長寿をめざすことが可能であろう．心臓の老化研究への理解が深まり，心臓のアンチエイジングへ向けた取組みが拡がることを期待している．

文献

1) Kirkwood TB, Austad SN. Why do we age? Nature. 2000 Nov 9;408(6809):233-8.
2) Roger VL et al. Heart disease and stroke statistics--2011 update:a report from the American Heart Association. Circulation..
3) Lakatta EG. Arterial and cardiac aging:major shareholders in cardiovascular disease enterprises:Part III:cellular and molecular clues to heart and arterial aging. Circulation. 2003 Jan 28;107(3):490-7.
4) Lakatta EG, Levy D. Arterial and cardiac aging:major shareholders in cardiovascular disease enterprises:Part II:the aging heart in health:links to heart disease. Circulation. 2003 Jan 21;107(2):346-54.
5) Dai DF, Rabinovitch PS. Cardiac aging in mice and humans:the role of mitochondrial oxidative stress. Trends Cardiovasc Med. 2009 Oct;19(7):213-20.
6) Ferder L et al.. Effects of angiotensin-converting enzyme inhibition on mitochondrial number in the aging mouse. Am J Physiol. 1993 Jul;265(1 Pt 1):C15-8.
7) Basso N et al. Protective effect of the inhibition of the renin-angiotensin system on aging. Regul Pept. 2005 Jun 30;128(3):247-52.
8) Ferder L et al. Biomolecular changes in the aging myocardium:the effect of enalapril. Am J Hypertens. 1998 Nov;11(11 Pt 1):1297-304.
9) Benigni A et al. Disruption of the Ang II type 1 receptor promotes longevity in mice. J Clin Invest. 2009 Mar;119(3):524-30.
10) Oliverio MI and Coffman TM. Angiotensin-II-receptors:new targets for antihypertensive therapy. Clin Cardiol. 1997 Jan;20(1):3-6.
11) Brack A S et al. Increased Wnt signaling during aging alters muscle stem cell fate and increases fibrosis. Science. 2007 Aug 10;317(5839):807-10.
12) Loffredo FS et al. Growth differentiation factor 11 is a circulating factor that reverses age-related cardiac hypertrophy. Cell. 2013 May 9;153(4):828-39.
13) Conboy IM et al. Rejuvenation of aged progenitor cells by exposure to a young systemic environment. Nature. 2005 Feb 17;433(7027):760-4.
14) White BD et al. Effects of age on the feeding response to moderately low dietary protein in rats. Physiol Behav. 2000 Mar;68(5):673-81.
15) Naito AT et al. Complement C1q activates canonical Wnt signaling and promotes aging-related pheno-

types. Cell. 2012 Jun 8;149(6):1298-313.

16) Bergmann MW. WNT signaling in adult cardiac hypertrophy and remodeling:lessons learned from cardiac development. Circ Res. 2010 Nov 12;107(10):1198-208.

17) Nakagawa A et al.. Activation of endothelial β-catenin signaling induces heart failure. Sci Rep. 2016 May 5;6:25009.

18) Okada K et al. Circ Heart Fail. 2015 Jul;8(4):799-808.

19) et al. Complement C1q-induced activation of β-catenin signalling causes hypertensive arterial remodelling. Nat Commun. 2015 Feb 26;6:6241.

20) Yabumoto C et al. AngiotensinⅡ receptor blockade promotes repair of skeletal muscle through down-regulation of aging-promoting C1q expression. Sci Rep. 2015 Sep 25;5:14453.

21) Kamo T et al. Pleiotropic Effects of AngiotensinⅡ Receptor Signaling in Cardiovascular Homeostasis and Aging. Int Heart J. 2015 May 13;56(3):249-54.

4 腎臓のアンチエイジング

Keyword
慢性腎臓病
インフラマエイジング
三次リンパ組織
サルコペニア
フレイル

POINT

🔲 腎臓は加齢に伴い機能的・形態的な変化が認められる. 若年者に比べ高齢者は慢性腎臓病の有病率がきわめて高い. さらに加齢とともに腎臓の萎縮が進行し, 硬化糸球体数が増加する.

🔲 高齢者は急性腎不全(AKI)を発症しやすく, 予後不良であることが疫学的に示されている.

🔲 高齢個体では腎障害後に三次リンパ組織が誘導され炎症を遷延・増悪させ, 腎臓の組織修復が遅延する. 動物実験では三次リンパ組織の形成を抑制することで, 腎組織障害や線維化の改善効果が確認されており, 三次リンパ組織を標的とした治療の可能性が示唆されている.

はじめに

　超高齢社会を迎えるわが国において高齢者の健康保持は国家的な課題となっており, アンチエイジングに対する社会的な要求はますます高まっている. 加齢に伴い, さまざまな臓器では構造的・機能的な変化だけではなく, 細胞レベルでの機能変化が起こっていることがわかってきている. 腎臓においても, 加齢に伴う構造的・機能的変化に関しては100年近く前から研究が積み重ねられており, さまざまな知見が蓄積している.

　高齢者は慢性腎臓病(CKD)の有病率が高く, また急性腎不全(AKI)を発症しやすく予後不良であることが疫学的に明らかにされている. わが国も含め先進国における末期腎不全症例の高齢化が進んでいるが, 高齢者腎臓病の病態生理には不明な点が多く, 有効な治療介入方法も存在しない. 今後さらなる高齢化が進むと考えられており, 加齢個体における腎臓病の病態生理の解明とその対策が急務となっている. 近年, 加齢に伴う全身性の慢性炎症(インフラマエイジング)が動脈硬化や認知症などの加齢性疾患一般の病態形成に関連することが明らかにされつつある. 腎臓分野においても, 加齢に伴い腎臓の微小環境の炎症性変化と高齢者腎臓病の関係性が指摘されており, インフラマエイジングはアンチエイジングの治療標的のひとつとして注目を集めている. 本稿ではおもに加齢に伴う腎臓の機能的・形態的な変化を中心に, 慢性炎症による腎臓の老化とアンチエイジングについて概説する.

加齢に伴う腎機能低下について

1. 高齢者腎臓病の疫学

　さまざまな疫学研究で, 高齢者は腎機能が低下していることが明らかにされている.

鳥生直哉　佐藤有紀　柳田素子　Naoya TORIU[1], Yuki SATO[1,2], and Motoko YANAGIDA[1]
京都大学大学院医学研究科腎臓内科学講座[1],
京都大学大学院医学研究科メディカルイノベーションセンター TMK プロジェクト[2]

2008年にわが国で行われた57万人を対象とした横断研究では，糸球体濾過量(GFR)＜60 mL/min/1.73 m²であるCKD患者の割合は，60歳未満では4.4%であるのに対し60歳以上では23.9%と，CKDを合併している割合は60歳以上の患者群で著明に上昇していた．加えて年齢別に層別化解析を行ったところ，高齢群ほど腎機能が悪化しており加齢による腎機能悪化が示唆された[1]．また，14年にわたり254人の被験者の腎機能を観察した縦断研究では，クレアチニンクリアランス(CC)は1年あたり0.75 mL/min低下したと報告されているが，一方で個人差も大きく1/3の被験者は腎機能の悪化は認められなかった[2]．

2. 加齢による腎臓の形態変化

この加齢に伴う腎機能低下と並行して，腎形態も加齢とともに変化する．腎重量ならびに腎体積は生後徐々に増大し，20歳から30歳頃にピークに達する．50歳頃までは皮質が減少する一方で，髄質が増大するため腎全体の体積は保たれる．しかし50歳以降は，皮質は引き続き減少する一方で，髄質の増大が止まるため，腎全体の体積は10歳ごとに10%（体表面積補正）と急激に減少する[3,4]．また加齢に伴い腎嚢胞を認めるようになり，高齢群ほど嚢胞の数・大きさともに増大する[5]．

加齢に伴い腎体積が減少する原因に，硬化糸球体数の増加とその下流の尿細管の萎縮や間質の線維化があげられる．1,203名の生体腎移植患者のドナー腎を対象とした研究では，18〜29歳のドナー腎では糸球体硬化を2.7%に認めたのに対して，70〜77歳のドナー腎では糸球体硬化を73%に認めたという報告もなされており[6]，糸球体硬化はその下流の尿細管を萎縮させ，結果として腎全体の萎縮を引き起こすと考えられる．

加齢に伴う糸球体硬化の原因のひとつとして，加齢に伴うポドサイト数の減少が指摘されている．ポドサイトは最終分化型細胞であり，生後その数は単調減少すると考えられている．ポドサイトを特異的に障害する動物モデルによる検討から，糸球体はポドサイト数の減少とともに癒着や糸球体硬化などの病変を生じることが明らかにされている[7]．またヒトでの検討においてもポドサイト数と糸球体硬化が逆相関することが報告されている[8]．腎移植のドナーを対象とした検討では，高齢者では糸球体におけるポドサイト密度が低下しており，さらに尿中へのポドサイト脱落数が増加していることも報告されている[9]．ポドサイトの脱落に対して，残存するポドサイトは肥大することで脱落部分の糸球体基底膜を覆い代償しようとするが，脱落ポドサイトが多くなるとこの代償機構が破綻し，糸球体硬化に至ると考えられている．

一方で，腎機能低下の原因は加齢だけではなく，糖尿病や心血管疾患などの基礎疾患の影響も含まれており，両者を区別することは困難である．また遺伝的背景や食生活，医療背景なども影響を及ぼすと考えられるため，データの解釈には十分に注意する必要がある．最近，2,000人の腎移植のドナー腎を解析し，「純粋な加齢による糸球体硬化数」が報告された．17〜32個の糸球体に対して，18〜29歳の若年者では硬化糸球体の95パーセンタイルは1個であったのに対して，70〜74歳では5.5個であった．さらに硬化糸球体の数が上記よりも多いドナーでは，有意に間質の線維化が強く高血圧の合併が多いことが示された[10]．これらのreferenceを用いて糸球体硬化数を補正することにより，加齢による腎機能低下とCKD(基礎疾患)による腎機能低下の影響を区別可能となり，注目を集めている．一例として，ネフローゼ症候群の患者を，糸球体硬化を認めない群，糸球体硬化が年齢相

応の群，糸球体硬化が上記の reference よりも多い群の 3 群に分けて，腎機能悪化のリスクを検討した報告では，糸球体硬化を認めない群と比較して，糸球体硬化が年齢相応である群は腎機能悪化のリスクが同等であったが，糸球体硬化が上記の reference よりも多い群では腎機能悪化のリスクが有意に高いという結果であり[11]，上記 reference による補正の有効性が示されている．また，単一ネフロン GFR(single nephron GFR：snGFR)という概念も注目されている．GFR は全糸球体の濾過量の合計を意味するのに対して，snGFR は糸球体 1 つあたりの濾過量を意味し，GFR を両腎の硬化していない糸球体数で除することで算出される．1,388 人の生体腎移植ドナーを対象とした研究で，18〜29 歳の平均糸球体数は 97 万個，平均 GFR は 127 mL/min であり，snGFR は 79 nL/min であった．一方で，60〜64 歳の平均ネフロン数は 75 万個，平均 GFR は 101 mL/min であり，snGFR は 79 nL/min であった．興味深いことに，snGFR は加齢による影響を受けない一方で，糸球体腫大や糸球体硬化・動脈硬化を伴っていたドナーでは snGFR は有意に増大していた[12]．年齢による糸球体硬化の reference と snGFR は純粋な加齢による腎機能悪化と基礎疾患による腎機能悪化を区別する一助となることが期待される．

高齢個体の障害応答性について

1. 高齢者における急性腎障害

　高齢者は CKD 有病率が高く，また急性腎障害(AKI)を発症しやすい[13]．さらに AKI から回復したとしても，その後 CKD や末期腎不全に進行しやすく，予後不良であることが知られている[14]．67 歳以上で 2000 年に入院歴のある高齢者(23 万人)を対象とし，退院から 2 年間の腎機能を観察した研究では，入院中に AKI・CKD と診断されなかった患者と比較して，入院中に AKI を発症した患者は 2 年以内に末期腎不全に移行したリスクは 13.0 倍に達した．さらに，もともと CKD を合併しており入院中に AKI を発症した患者では，2 年以内に末期腎不全に移行したリスクは 41.2 倍ときわめて高い結果であった[14]．

　AKI 後に CKD や末期腎不全に移行する要因として，組織修復の過程で尿細管上皮の修復が不十分かつ不適切であり，間質の線維化や慢性炎症が誘導されることがあげられる．AKI により，尿細管上皮細胞はアポトーシスやネクローシスにより脱落し組織障害が起こるが，一定時間の後，残存した尿細管上皮細胞が増殖し組織は正常に修復される．しかし，DNA の損傷や，加齢，以前の AKI・CKD 歴，細胞のストレスなどの要因により尿細管上皮細胞は G2/M 期で細胞分裂が停止し，さらに TGF-β1(transforming growth factor-β1)や CTGF(connective tissue growth factor)が分泌されることで間質の線維化や慢性炎症が誘導され，CKD や末期腎不全に至ると報告されている[15-17]．

2. 腎臓におけるインフラマエイジング(Inflammaging)

　高齢者は若齢者と比較して血中や組織における炎症性サイトカイン濃度および発現量が上昇していることが報告されている．こうした加齢に伴う慢性炎症が動脈硬化や高血圧，耐糖能異常などの老化関連疾患の病態形成に重要な役割を果たすことが近年明らかにされ[18-20]，老化と慢性炎症の関係が注目されている．加齢に伴う全身性の慢性炎症はインフラマエイジングとよばれ，その原因と帰結に関する研究が盛んに行われている[21]．

　先述したように，高齢者の腎臓は萎縮や硬化糸球体の増加など構造的な変化だけではな

く，機能低下や障害後の組織修復不全を伴う．腎臓においても加齢に伴い炎症性臓器へと変貌していくことが遺伝子レベルで証明されており，こうした慢性炎症が腎臓の加齢性変化に関与していることが推察される．本稿ではインフラマエイジングの原因として，腎臓におけるインフラマエイジングに関連する病態のひとつと考えられている三次リンパ組織（tertiary lymphoid tissues：TLT）とインフラマソームの寄与につき次項で概説する．

 ## 腎臓のアンチエイジング

1．三次リンパ組織（TLT）による炎症の遷延

　TLTとは慢性炎症臓器で後天的に誘導される，おもにT細胞とB細胞を主体としたリンパ球の集簇であり，内部に存在する少数の線維芽細胞がその骨格を構造的・機能的に保持している．TLTは，リンパ節などの二次リンパ組織と同様に獲得免疫の起点となり炎症反応を増幅させることが可能である．腎臓で誘導されたTLT内ではリンパ球が盛んに増殖しており，若年個体に比べてIFNγなどの炎症性サイトカインが大量に産生されている．こうした機能的側面からTLTは単なる炎症細胞の浸潤とは質的に区別される[22]．

　TLTは障害を受けた高齢個体に誘導され，炎症を遷延・増悪させ，組織障害や線維化を誘導する．若年マウスと高齢マウスに複数のAKIモデルを想起し長期予後を観察したところ，若年マウスで障害後の組織が修復された時期に，高齢マウスでは組織修復が十分に起こらずに間質の線維化が生じたことに加えて，腎動静脈の周囲にTLTが誘導された．さらに腎臓のTLTを構成するT細胞の多くがCD4陽性であることから，抗CD4抗体を投与したところTLTは消失し，それに付随して炎症所見だけではなく腎組織障害や線維化の改善も認められたことから，TLTが高齢者AKIの新規治療標的となる可能性が示唆された．興味深いことに，ヒトにおいても高齢者の約3割において腎臓に三次リンパ組織が認められ，その構成細胞および分子はマウスのTLTと同等であることが確認された．ヒトにおける三次リンパ組織の多様性や臨床的意義はほとんど明らかにされていないが，IgA腎症ではTLTの存在が腎予後と相関することが報告されており，ヒトにおいてもTLTが腎臓の障害を誘導する可能性が示唆されている[23]．

　高齢者腎臓病において，TLTが誘導する過剰な炎症がインフラマエイジングを促進し，高齢者腎臓病の回復不全の一端を担うと考えられる．マウスモデルではTLTを標的とした治療により組織障害や線維化の改善が認められ，ヒトにおいてもTLTを標的としたアンチエイジング治療の可能性が示唆された．ヒトにおけるTLTのさらなる解析が待たれる．

2．インフラマソームと老化関連疾患

　インフラマエイジングを促進する因子のひとつとして，インフラマソームが注目されている．インフラマソームとは生体防御機構のひとつであり，微生物由来の成分や障害を受けた細胞から分泌されたDAMPs（danger associated molecular patterns）により活性化したNLR（nucleotide binding oligomerization domain-like receptor）が，アダプター蛋白を介してpro-caspase 1を会合させることで形成される巨大な複合体である．インフラマソームはpro-interleukin-1β（IL-1β）の前駆体を切断することで，炎症性サイトカインであるIL-1βを形成する[24]．

　NLRはすくなくとも15種類以上のファミリー蛋白質で構成されており，なかでも

NLRP3（NOD-，LRR- and pyrin domain containing 3）-インフラマソームが注目されている．死細胞から放出される DAMPs は通常であればマクロファージにより処理されるが，加齢とともにマクロファージの機能が低下することで，DAMPs が組織に蓄積し，NLRP3-インフラマソームが活性化する[25]．マウスモデルでは，NLRP3-インフラマソームの活性化により，動脈硬化[18]や2型糖尿病[19]，アルツハイマー病[20]などの老化関連疾患が進行することが報告されている．

さらに最近ヒトにおいて末梢血の NLRC4，NLRC5，IL-1β といったインフラマソーム遺伝子モジュールの発現によって，高齢者は炎症の観点から両極端な2群に分けられることが報告された．一方は IL-1β の恒常的な発現，ヌクレオチド代謝機能の異常，酸化ストレスの増大，高血圧や動脈硬化の高い罹患率を特徴とし，もう一方はこうした異常を認めない群であった．前者のグループではアデニンや N4-アセチルシチジン（N4A）などのヌクレオチド由来代謝産物が血中で検出され，実際にマウスにアデニン・N4A を投与すると，インフラマソームの活性化が引き起こされ，IL-β の産生亢進，血小板や好中球の活性化に加え血圧の上昇を認めることも確認されている．さらに興味深いことに，炎症傾向を呈する群では腎皮質に T リンパ球の集積も認めた[26]．インフラマソームの活性化を介したインフラマエイジングの老化関連疾患への寄与が示唆された．

3．腎機能低下と個体老化

近年，加齢に伴う臨床症状としてサルコペニアとフレイルが注目されている．サルコペニアとは加齢に伴う骨格筋量と骨格筋力の低下を意味する一方で，フレイルは体重減少や筋力低下だけではなく，気力の低下などの精神的な変化も概念に含まれている．サルコペニアやフレイルを合併した高齢者は有意に死亡率が上昇するため[27,28]，適切な予防・介入が必要である．

腎機能低下が起こることでサルコペニアが促進され[29]，さらに CKD stage が悪化するほどフレイルの合併頻度が増加することが指摘されている[30]．加齢により腎機能低下が起こるだけではなく，腎機能低下により個体老化が促進されることが想定され，CKD の予防だけではなく，CKD による個体老化を予防することも重要である．

腎不全によりサルコペニアが起こる機序としてはさまざまな経路が想定されているが，その中のひとつとして，尿毒素物質の筋細胞への蓄積があげられる．CKD のモデル動物では，尿毒素物質であるインドキシル硫酸が筋細胞内に蓄積し，ATP 産生量が低下しサルコペニアが誘導されたと報告されている[31]．加えて CKD 患者には蛋白制限が行われるが，過度な蛋白制限はサルコペニアの原因となりうる．さらに全身の慢性炎症もサルコペニアの原因となる可能性がある．Bano らは炎症とサルコペニアの関係性について Meta-analysis を施行したところ，サルコペニアを合併している患者群は有意に CRP（C-reactive protein）が高値であった[32]．

非 CKD 患者に対しては運動療法・栄養療法によりフレイルを改善できたと報告されている[33]．CKD 患者に対して運動療法によりフレイルを改善したとの報告は乏しいが，CKD stage 3〜5 の患者を対象として6週間以上の漸増的レジスタンス運動を施行したところ，筋肉量が増強するだけではなく健康関連 QOL が改善したとの報告があり[34]，CKD 患者に対しても運動療法はフレイルを改善し個体老化を抑制する可能性がある．一方で，低栄養

状態のままリハビリなどの介入を行うことで大腿骨近位部骨折などのリスクが増加するという報告もあり，運動療法の介入の可否については個別に検討する必要がある．

おわりに

　加齢による慢性炎症（インフラマエイジング）は，加齢による腎臓の形態的・機能的変化ならびに障害応答性の変化を引き起こす原因のひとつと考えられる．TLTやインフラマソームはインフラマエイジングを促進させる一因と考えられており，これらはアンチエイジングの治療標的として有用である可能性がある．さらに加齢による腎臓の機能低下は，サルコペニアやフレイルの原因となり個体老化を起こす可能性が指摘されている．わが国は，今後さらに高齢化が進行すると考えられ，腎臓老化だけではなく個体老化を防ぐことはきわめて重要であると考えられる．現時点では腎臓分野のアンチエイジング治療は実用化されていないが，腎臓の加齢性変化については新たな知見が集積されており，今後あらたな治療戦略が創出されることを期待したい．

文献

1) Imai E et al. Prevalence of chronic kidney disease in the Japanese general population. Clin Exp Nephrol 2009;13(6):621-30.

2) Lindeman RD et al. Longitudinal studies on the rate of decline in renal function with age. J Am Geriatr Soc 1985;33(4):278-85.

3) Wang X et al. Age, kidney function, and risk factors associate differently with cortical and medullary volumes of the kidney. Kidney Int 2014;85(3):677-85.

4) O'Neill WC. Structure, not just function. Kidney Int 2014;85(3):503-5.

5) Rule AD et al. Characteristics of renal cystic and solid lesions based on contrast-enhanced computed tomography of potential kidney donors. Am J Kidney Dis 2012;59(5):611-8.

6) Rule AD et al. The association between age and nephrosclerosis on renal biopsy among healthy adults. Ann Intern Med 2010;152(9):561-7.

7) Wharram BL et al. Podocyte depletion causes glomerulosclerosis:diphtheria toxin-induced podocyte depletion in rats expressing human diphtheria toxin receptor transgene. J Am Soc Nephrol 2005;16(10):2941-52.

8) Wiggins RC. The spectrum of podocytopathies:a unifying view of glomerular diseases. Kidney Int 2007;71(12):1205-14.

9) Hodgin JB et al. Glomerular Aging and Focal Global Glomerulosclerosis:A Podometric Perspective. J Am Soc Nephrol 2015;26(12):3162-78.

10) Kremers WK et al. Distinguishing age-related from disease-related glomerulosclerosis on kidney biopsy:the Aging Kidney Anatomy study. Nephrology, dialysis, transplantation:official publication of the European Dialysis and Transplant Association- European Renal Association 2015;30(12):2034-9.

11) Hommos MS et al. Global glomerulosclerosis with nephrotic syndrome;the clinical importance of age adjustment. Kidney Int 2018;93(5):1175-82.

12) Denic A et al. Single-Nephron Glomerular Filtration Rate in Healthy Adults. N Engl J Med 2017;376(24):2349-57.

13) Anderson S et al. Acute kidney injury in older adults. J Am Soc Nephrol 2011;22(1):28-38.

14) Ishani A et al. Acute kidney injury increases risk of ESRD among elderly. J Am Soc Nephrol 2009;20(1):223-8.

15) Yang L et al. Epithelial cell cycle arrest in G2/M mediates kidney fibrosis after injury. Nat Med 2010;16(5):535-43.

16) Ferenbach DA, Bonventre JV. Mechanisms of maladaptive repair after AKI leading to accelerated kidney ageing and CKD. Nat Rev Nephrol 2015;11(5):264-76.

17) Sato Y, Yanagita M. Immune cells and inflammation in AKI to CKD progression. Am J Physiol Renal Physiol 2018;315(6):F1501-F12.

18) Duewell P et al. NLRP3 inflammasomes are required for atherogenesis and activated by cholesterol crystals. Nature 2010;464(7293):1357-61.

19) Vandanmagsar B et al. The NLRP3 inflammasome instigates obesity-induced inflammation and insulin resistance. Nat Med 2011;17(2):179-88.

20) Bai H et al. Downregulation of signal transduction and STAT3 expression exacerbates oxidative stress mediated by NLRP3 inflammasome. Neural Regen Res 2018;13(12):2147-55.

21) Franceschi C et al. Inflammaging:a new immune-metabolic viewpoint for age-related diseases. Nat Rev Endocrinol 2018;14(10):576-90.

22) Sato Y et al. Heterogeneous fibroblasts underlie age-dependent tertiary lymphoid tissues in the kidney. JCI Insight 2016;1(11):e87680.

23) Pei G et al. Renal interstitial infiltration and tertiary lymphoid organ neogenesis in IgA nephropathy. Clin J Am Soc Nephrol 2014;9(2):255-64.

24) Lamkanfi M, Dixit VM. Mechanisms and functions of inflammasomes. Cell 2014;157(5):1013-22.

25) Franceschi C et al. Inflammaging and 'Garb-aging'. Trends in endocrinology and metabolism:TEM 2017;28(3):199-212.

26) Furman D et al. Expression of specific inflammasome gene modules stratifies older individuals into two extreme clinical and immunological states. Nat Med 2017;23(2):174-84.

27) Pereira RA et al. Sarcopenia in chronic kidney disease on conservative therapy:prevalence and association with mortality. Nephrology, dialysis, transplantation:official publication of the European Dialysis and Transplant Association-European Renal Association 2015;30(10):1718-25.

28) Chang SF, Lin PL. Frail phenotype and mortality prediction:a systematic review and meta-analysis of prospective cohort studies. Int J Nurs Stud 2015;52(8):1362-74.

29) Moorthi RN, Avin KG. Clinical relevance of sarcopenia in chronic kidney disease. Curr Opin Nephrol Hypertens 2017;26(3):219-28.

30) Ballew SH et al. Frailty, Kidney Function, and Polypharmacy:The Atherosclerosis Risk in Communities (ARIC)Study. Am J Kidney Dis 2017;69(2):228-36.

31) Sato E et al. Metabolic alterations by indoxyl sulfate in skeletal muscle induce uremic sarcopenia in chronic kidney disease. Sci Rep 2016;6:36618.

32) Bano G et al. Inflammation and sarcopenia:A systematic review and meta-analysis. Maturitas 2017;96:10-5.

33) Peterson MJ et al. Physical activity as a preventative factor for frailty:the health, aging, and body composition study. J Gerontol A Biol Sci Med Sci 2009;64(1):61-8.

34) Cheema BS et al. Effect of progressive resistance training on measures of skeletal muscle hypertrophy, muscular strength and health-related quality of life in patients with chronic kidney disease:a systematic review and meta-analysis. Sports Med 2014;44(8):1125-38.

5 排尿のアンチエイジング

Keyword
排尿障害
下部尿路機能障害
膀胱血流
メタボリック症候群

POINT

 正常の排尿サイクル（蓄尿〜排尿の一連）において，膀胱の血流変化はダイナミックである．エイジングとは排尿サイクルの継続的繰り返しであり，メタボリック症候群などの全身血流障害により膀胱機能はさらに悪化している可能性がある．

 膀胱虚血が軽度〜中等度の場合，排尿筋過活動等により，過活動膀胱（頻尿）をきたす．一方，高度の膀胱虚血やその状態が継続すると，代償機構が破綻し，排尿筋低活動（膀胱平滑筋収縮力低下）をきたす．

 排尿のアンチエイジング，とくに治療に関しては，膀胱血流障害の改善も考慮すべきである．膀胱虚血の改善には膀胱血流増加効果が期待できる薬剤を，再灌流障害の改善には酸化ストレス軽減・除去効果が期待できる薬剤を考慮する．

はじめに

　高齢者に多い泌尿器科疾患の代表として，「排尿障害」＜下部尿路機能障害（lower urinary tract dysfunction：LUTD）＞（column 1 参照）がある．一般的にエイジングとともに，男性では前立腺肥大症（benign prostatic hyperplasia：BPH）を，女性では尿失禁を呈するようになるといわれている．このようにエイジングに伴い，さまざまな排尿に関わる諸症状＜下部尿路症状（lower urinary tract symptoms：LUTS）＞が出現し，高齢者にとって著しくQOLに影響するようになる．近年，「排尿障害」＜LUTD＞の要因として，血管・血流障害が大いに関係しており，アンチエイジング医学の代表的キーワードである動脈硬化や酸化ストレスによる臓器機能障害が「排尿障害」＜LUTD＞の病態にも大きく影響していることがわかってきている[1-3]．

　本稿では，排尿のアンチエイジングを膀胱血流という観点から解説し，理解を深めたい．

排尿サイクルにおける膀胱血流の変化

　日々のその都度の"排尿"において，膀胱は，蓄尿時は弛緩し，排尿（尿排出）時は収縮するという一連の動きだけでなく，それに呼応した血流の変化も非常にダイナミックな動きをしている．正常の排尿サイクルとは蓄尿と排尿（尿排出）の一連の動きをさし，生涯排尿サイクルが繰り返され，継続されている．その排尿サイクルにおいて膀胱という局所臓器にもダイナミックな血流変化が生じている．以前著者らは，ウサギを用いて蓄尿（膀胱伸展）過程における膀胱血流の変化およびその及ぼす影響を検討した．その結果は，膀胱がほ

松本成史 Seiji MATSUMOTO 旭川医科大学教育研究推進センター

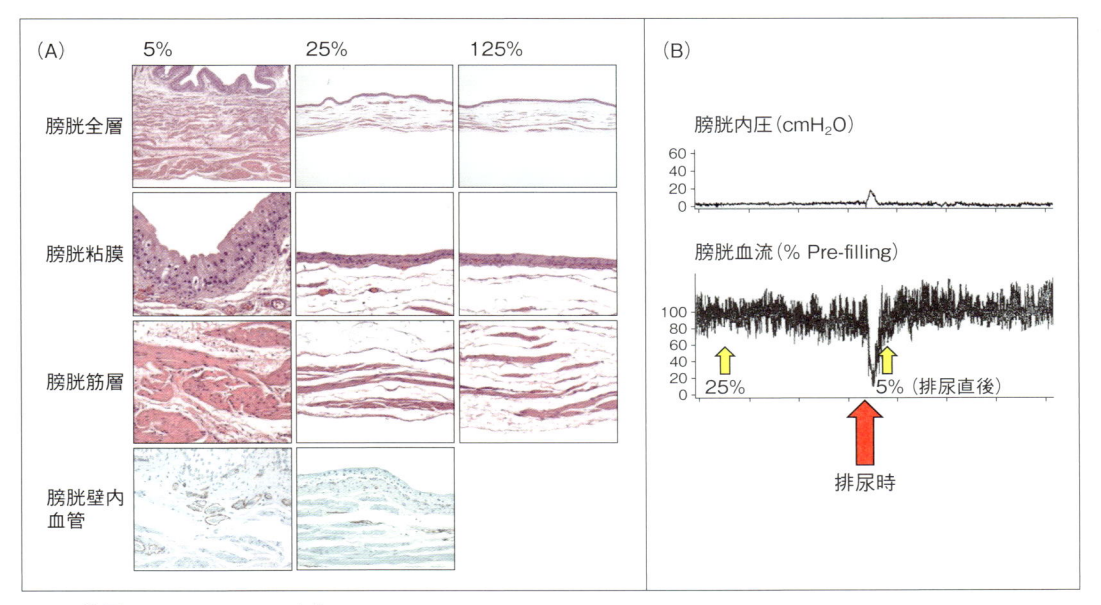

図1　排尿サイクルにおける変化
A：ウサギを用いた正常膀胱における膀胱伸展による膀胱壁（全層，粘膜，筋層）および膀胱平滑筋内血管の変化[4,5]．
B：ブタを用いた膀胱内圧測定およびレーザードップラーによる膀胱血流量[7]．

ぼ空虚（膀胱容量5％）の状態では膀胱壁と膀胱壁内血管に変化はみられないが，膀胱を軽度伸展した状態（膀胱容量25％）で，すでに膀胱壁は圧迫され，膀胱壁内血管も圧迫により閉塞状態となり，その状態が膀胱の過伸展状態（膀胱容量125％）まで維持されることを報告した（**図1-A**）[4,5]．これは，膀胱が空虚に近い状態（排尿直後を想定）では膀胱壁内の血管は弛緩しており，膀胱内に血流が十分灌流しているが，蓄尿時は膀胱壁内の血管が圧迫され，排尿（尿排出）時は膀胱壁内の血管がさらに圧迫され，膀胱血流が著明に低下することを示している．また，レーザードップラー流速計を使用して，ブタ[6,7]やラット[8]の排尿サイクルにおける膀胱血流を測定した報告と合致しており（**図1-B**），ヒトでも正常の排尿サイクルにおいて，排尿サイクルごとに膀胱血流は虚血・再灌流という変化が生じていることは明らかである．この膀胱血流の変化による影響はその繰返しのなかで蓄積され，その影響が顕在化してくるようになる．エイジングとはまさしく膀胱という局所臓器による血流変化による影響が継続・蓄積されていく状態である．過活動膀胱を代表とする頻尿の状態でも，排尿サイクルの総数が多いので，この膀胱血流の変化による影響を受けやすいことになる．高齢者では下部尿路閉塞（bladder outlet obstruction：BOO）や下部尿路の周辺臓

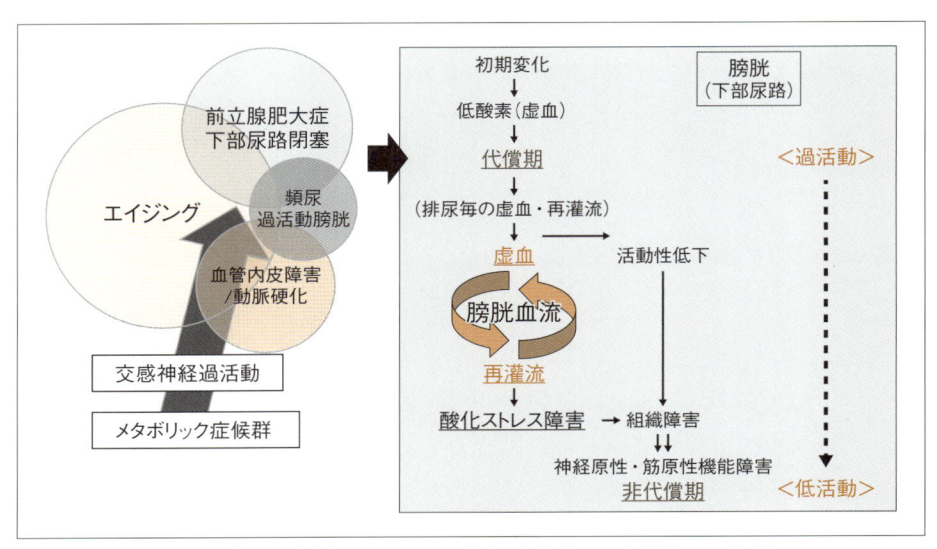

図2 膀胱血流障害と「排尿障害」＜LUTD＞の関連；過活動から低活動への推移[1]

器のエイジング等による影響，また男女ともに全身の動脈硬化等の血流変化やその他の病態による影響が加わることによってさまざまな「排尿障害」＜LUTD＞を呈することになる．とくに BPH を代表とする下部尿路閉塞疾患では，BOO により膀胱内がより高圧になるため，当初は膀胱壁（膀胱平滑筋）を肥厚させて代償しようとしても，その経過で代償分の十分な血流量が必要になるため，相対的に膀胱が，より血流低下（虚血）状態になり[5,9]，また長期経過により膀胱壁肥厚が著明になり，二次的に膀胱虚血状態が進行し，膀胱機能に影響してくるようになる[1]（**図2**）．

 ## 「排尿障害」とメタボリック症候群

　前項で，膀胱の血流変化に，全身の動脈硬化等の血流変化やその他の病態による影響が加わると述べたが，その代表はやはりメタボリック症候群（Metabolic syndrome：MetS）である．MetS の代表的な疾患である高血圧や糖尿病，動脈硬化性病変を有する患者の多くは頻尿を呈することが知られており，その背景として，種々の疫学調査や基礎・臨床研究より，「排尿障害」＜LUTD＞と MetS の間には，多くの共通する病態や危険因子が存在することがわかっている．MetS の危険因子である血清脂質異常，血圧高値，高血糖などの因子数が多いほど排尿に関わる症状スコア＜LUTS＞も高いと報告されており[10]，また内臓脂肪肥満に関しては，BPH 患者における内臓脂肪蓄積と「排尿障害」＜LUTD＞との関連を後向き調査した著者らの結果では，内臓脂肪蓄積と蓄尿症状スコアが有意に関連していた[11]．MetS のなかでもとくに高血圧と頻尿の関係は，ヒトだけに特有なものではなく，高血圧自然発症ラットで頻尿を呈することは以前から知られており[12]，この背景には自律神経，とくに交感神経の活動亢進（過活動）が関与していることが示唆されている．実際に血圧，脈拍，尿・血清中のカテコールアミンの上昇など，ヒトにおいても交感神経の活動亢進と頻尿等の「排尿障害」＜LUTD＞の重症度と相関することが報告されている[13]．「排尿障害」＜LUTD＞のなかでも頻尿，とくに夜間頻尿と MetS との関連は注目されており，

70歳以上の高齢者における夜間頻尿は冠動脈疾患の危険因子となる研究結果[14]や，高齢者集団における4年間の追跡調査で，夜間頻尿3回以上の男性は，全男性対象者より約2倍多く死亡する，つまり早死にすることが報告されている[15]．MetSの状態では，動脈硬化性疾患の危険性が高まり，全身の血管・血流因子を増悪させ，全身的な血流障害だけでなく，局所臓器である膀胱を含め下部尿路にも血流障害をきたし，「排尿障害」＜LUTD＞の要因となる．ウサギを用いた研究で，高コレステロール血症群に比較して，動脈硬化群の方が膀胱血流の低下による膀胱線維化が進行し，膀胱平滑筋の過活動や膀胱平滑筋の収縮力増大をきたし，この状態が長期間継続すると代償機構が破綻し，膀胱平滑筋の低活動と膀胱平滑筋の収縮力低下が認められることが報告されている[16]．また，動脈硬化が自然に進行する高脂血症ウサギを用いた報告では，膀胱血流低下が認められ，膀胱平滑筋の過活動を呈し，頻尿を呈することが報告されている[17]．基礎研究だけでなく，臨床研究においても，経直腸的カラー・ドップラー超音波断層法を用いた研究では，下部尿路の慢性虚血が「排尿障害」＜LUTD＞に関与・影響していることが示されており[18]，また，ダイナミック造影MRIにて骨盤内血流を検討した報告では，冠動脈疾患を有する男性では，正常男性と比較して骨盤内血流は低下し，「排尿障害」＜LUTD＞の程度と相関することが報告されている[19]．このようにMetSの危険因子の増大や悪化により全身の動脈硬化性病変が生じると，局所臓器である膀胱も血流障害を併発し，「排尿障害」＜LUTD＞を呈することは多くの報告が存在する．高齢者においてMetS等の原因による動脈硬化性疾患の存在下では，さらに膀胱血流が悪化し，「排尿障害」＜LUTD＞に影響していると考えられる．血流障害には，膀胱血流低下（膀胱虚血）だけでなく，膀胱虚血後の再灌流により発生するフリーラジカルなどの酸化ストレスが組織障害を招くことも知られている．以前著者らは，膀胱虚血時間を一定にし，血流再灌流時間を変えて，酸化ストレス障害の変化を検討した動物実験では，膀胱虚血だけの群より膀胱虚血・再灌流させた群の方が，膀胱収縮力が低下することを報告した[20]．

　これらの報告より，エイジングを膀胱血流という観点から「排尿障害」＜LUTD＞を考慮すると，当初の軽度血流低下（虚血）ではその影響は，膀胱平滑筋は過活動となり頻尿傾向を呈する．その状態を代償・維持しようとするが，血流低下（虚血）が高度や長期間になっ

---

column 2　哺乳類の排尿時間は21秒

　2015年イグノーベル賞に「どの哺乳類でも体の大きさに関係なく，排尿時間は21秒」という非常に興味深い研究[31]が選ばれた．体重3kg以上の哺乳類（ヒトは含まず）は，ゾウやキリンも体の大きさに関係なく，排尿時間は"21±13秒"と報告されている．体が大きくなれば，膀胱容量も大きくなるが，尿道も太くなり，勢いよく排尿されるため，体が小さくて膀胱容量も小さい動物と排尿時間は変わらないと結論されている．著者らが成人を対象に通常尿意での"排尿時間"を計測した調査[32]では，"排尿時間"は各年代

で男性が女性に比し有意に長く，かつエイジングとともに有意に延長していた．前立腺疾患の影響を排除できる20〜50歳男性では"22±18秒"であった．ヒトの排尿時間が他の哺乳類と大差無かった理由はさまざまあると思われるが，エイジングにより膀胱収縮力が低下し，排尿時間が延長すると考えると，ヒトの"排尿時間"は下部尿路のエイジングを反映していると考えられ，簡単に測定できるエイジングの指標になりうるかも知れない．

ていくと，膀胱平滑筋が過活動から低活動の状態に移行し，最終的には排尿（尿排出）ができない非代償期の「排尿障害」<LUTD>に至ることが説明できる[1]（**図2**）．排尿のアンチエイジングは，「排尿障害」<LUTD>の予防を意識し，初期・早期の過活動状態である頻尿傾向を呈した時点で疾患への介入が必要ということになる．また，MetS そのものや MetS を悪化させる生活習慣の是正，血管・血流障害の改善も「排尿障害」<LUTD>を増悪させないための因子であることも考慮すべきである．

膀胱血流という観点から考えるアンチエイジング治療法（図3）

　MetS も LUTS も，病態を把握し，その原因を治療することが優先されることはいうまでもないが，膀胱血流障害による LUTS/LUTD の影響も考慮すると，①膀胱血流低下（虚血）と，②再灌流時の酸化ストレス増加という2つの要素を踏まえた治療法が存在する．実際，膀胱血流を増加させたり，酸化ストレスを除去することにより LUTS/LUTD が改善することが報告されている．

　膀胱血流を増加させる治療薬として，降圧薬（血管拡張薬）が候補となり，BPH や神経因性膀胱に伴う排尿障害治療薬として広く用いられている α1 遮断薬がまず考えられる．非選択性 α1 遮断薬であるドキサゾシンをラット BOO モデルに投与した場合，非投与群に比べ膀胱血流が増加し，膀胱平滑筋収縮力の低下が抑制され，排尿動態が改善したと報告されている[21]．著者らもラット BOO モデルを使用して，タムスロシンを投与した場合，非投与群に比べ膀胱血流が増加し，排尿回数や排尿量等の膀胱機能が改善したことを報告した[22]．また，著者らが膀胱虚血・再灌流の状態を利用してラット尿閉・解除で誘発する膀胱過活動（頻尿）モデルを作成し，そのモデルにタムスロシンを投与した場合も，非投与群に比べ膀胱血流が増加し，膀胱機能が改善したことを報告した[23]．臨床研究でも，タムスロシンは排尿に関わる症状<LUTS>を有する患者の膀胱容量と膀胱血流を増大させることが報告されている[24]．これらは BPH では，BOO のみならず，膀胱における慢性虚血も関与しており，α1 遮断薬が BOO と膀胱血流の両者を改善する可能性を示している．次に膀胱血流を増加させる治療薬として期待できるのが PDE5 阻害薬である．臨床では，PDE5阻害薬は BPH 治療薬として，すでにタダラフィル（ザルティア®）が使用されている．基礎

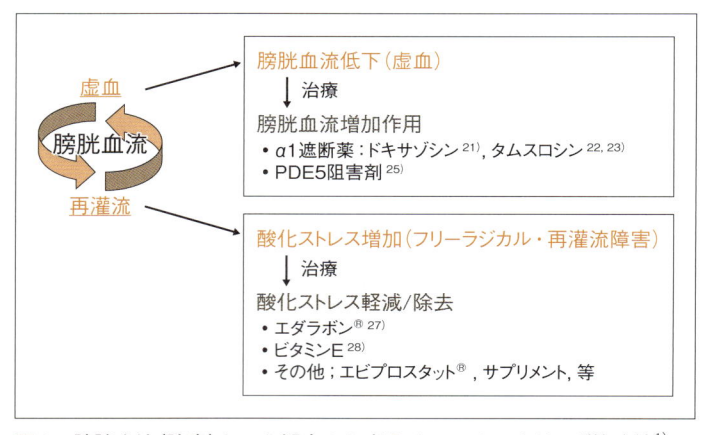

図3　膀胱血流（障害）という観点から考えるアンチエイジング治療法[1]

研究において，著者らはラット BOO モデルに PDE5 阻害薬バルデナフィルを継続投与すると膀胱収縮力の低下は抑制される[25]こと，正常膀胱に PDE5 阻害薬を投与すると膀胱収縮力が増加することを報告しており[26]，これらは PDE5 阻害薬が膀胱血流増加作用を有し，膀胱機能にも寄与したためと考えられる．一方，膀胱再灌流時の酸化ストレス除去による治療薬としては，著者らは以前に栄養血管をクランプするラット膀胱虚血・再灌流モデルに，急性期脳梗塞患者に用いられる酸化ストレス消去剤のエダラボンを投与して膀胱機能の改善をもたらすことを報告している[27]．抗酸化力を有するビタミン剤[28]やサプリメントなども同様に膀胱機能に有効な治療薬であると報告されている．このように膀胱血流障害を改善させる治療法は排尿のアンチエイジング治療法であり，泌尿器科臨床で通常に処方されている内服薬が膀胱血流改善に寄与する効果効能を有することも偶然ではないと思われる．当然，MetS を悪化させる生活習慣の是正が，「排尿障害」<LUTD>だけでなく，全身の健康状態に不可欠であり，アンチエイジングの主体であることはいうまでもない．

文献

1) Matsumoto S, Kakizaki H. Causative significance of bladder blood flow in lower urinary tract symptoms. Int J Urol 2012;19(1):20-5.

2) 松本成史. 特集：高齢者によくみられる泌尿器疾患. Seminar 6. 排尿障害は血流障害と大いに関係する疾患である. Geriatric Medicine 2017；55(4)：409-12.

3) 松本成史. "State of the Art" 膀胱血流と下部尿路機能障害. Urology Today. 2014；21(3)：124-9.

4) Matsumoto S et al. The functional and structural response to distention of the rabbit whole bladder in vitro. J Urol 2002;168(6):2677-81.

5) Matsumoto S et al. Structural and vascular response of normal and obstructed rabbit whole bladders to distension. Urology 2003;62(6):1129-33.

6) Greenland JE, Brading AF. Urinary bladder blood flow changes during the micturition cycle in a conscious pig model. J Urol 1996;156(5):1858-61.

7) Greenland JE, Brading AF. The effect of bladder outflow obstruction on detrusor blood flow changes during the voiding cycle in conscious pigs. J Urol 2001;165(1):245-8.

8) Saito M et al. Real-Time Monitoring of Blood flow and Intravesical Pressure in the Rat Bladder. Low Urin Tract Symptoms 2011;3(2):76-8.

9) Greenland JE et al. The effect of bladder outlet obstruction on tissue oxygen tension and blood flow in the pig bladder. BJU Int 2000;85(9):1109-14.

10) Ponholzer A et al. The association between vascular risk factors and lower urinary tract symptoms in both sexes. Eur Urol 2006;50(3):581-6.

11) Motoya T et al. The impact of abdominal aortic calcification and visceral fat obesity on lower urinary tract symptoms in patients with benign prostatic hyperplasia. Int Urol Nephrol 2014;46(10):1877-81.

12) Persson K et al. Spinal and peripheral mechanisms contributing to hyperactive voiding in spontaneously hypertensive rats. Am J Physiol 1998;275(4):R1366-73.

13) McVary KT et al. Autonomic nervous system overactivity in men LUTS secondary to BPH. J Urol 2005;174(4 Pt 1):1327-433.

14) Bursztyn M et al. Usefulness of nocturia as a mortality risk factor for coronary heart disease among persons born in 1920 or 1921. Am J Cardiol 2006;98(10):1311-5.

15) Asplund R. Mortality in the elderly in relation to nocturnal micturition. BJU Int 1999;84(3):297-301.

16) Azadzoi KM et al. Overactivity and structural changes in the chronically ischemic bladder. J Urol 1999;162(5):1768-78.

17) Yoshida M et al. The effects of chronic hyperlipidemia on bladder function in myocardial infarction-prone Watanabe heritable hyperlipidemic(WHHLMI)rabbits. Neurourol Urodyn 2010;29(7):1350-4.

18) Pinggera GM et al. Association of lower urinary tract symptoms and chronic ischaemia of the lower urinary tract in elderly women and men:assessment using colour Doppler ultrasonography. BJU Int

2008;102(4):470-4.

19) De EJ et al. Pelvic ischemia is measurable and symptomatic in patients with coronary artery disease:a novel application of dynamic contrast-enhanced magnetic resonance imaging. J Sex Med 2008;5 (11):2635-45.

20) Bratslavsky G et al. Reperfusion injury of the rat bladder is worse than ischemia. J Urol 2003;170 (5):2086-90.

21) Das AK et al. Effect of doxazosin on rat urinary bladder function after partial outlet obstruction. Neurourol Urodyn 2002;21(2):160-6.

22) Okutsu H et al. Effects of tamsulosin on bladder blood flow and bladder function in rats with bladder outlet obstruction. Urology 2010;75(1):235-40.

23) Okutsu H et al. Effect of tamsulosin on bladder blood flow and bladder function in a rat model of bladder over distention/emptying induced bladder overactivity. J Urol 2011;186(6):2470-7.

24) Pinggera GM et al. alpha-Blockers improve chronic ischaemia of the lower urinary tract in patients with lower urinary tract symptoms. BJU Int 2008;101(3):319-24.

25) Matsumoto S et al. Effects of chronic treatment with vardenafil, a phosphodiesterase 5 inhibitor, on female rat bladder in a partial bladder outlet obstruction model. BJU Int 2009;103(7):987-90.

26) Matsumoto S et al. Chronic treatment with a PDE5 inhibitor increases contractile force of normal bladder in rats. Int Urol Nephrol 2010;42(1):53-6.

27) Matsumoto S et al. Edaravone protects against ischemia/reperfusion-induced functional and biochemical changes in rat urinary bladder. Urology 2005;66(4):892-6.

28) Matsumoto S et al. The effect of vitamin E on the response of rabbit bladder smooth muscle to hydrogen peroxide. Mol Cell Biochem 2003;254(1-2):347-51.

29) Abrams P et al. The standardisation of terminology of lower urinary tract function:report from the Standardisation Sub-committee of the International Continence Society. Neurourol Urodyn 2002;21:167-78.

30) 本間之夫・他. 下部尿路機能に関する用語基準：国際禁制学会標準化部会報告. 日本排尿機能学会誌 2003；14：278-89.

31) Yang PJ et al. Duration of urination does not change with body size. PNAS 2014;111(33):11932-7.

32) 松本成史. 神経科学の素朴な疑問 QUESTION 排尿時間はどの動物でも 21 秒だというのは本当ですか？ Clinical Neuroscience 2019;37(1):125.

Keyword
骨リモデリング
酸化ストレス
重力負荷
オステオカルシン
骨粗鬆症

6 骨のアンチエイジング

POINT

■ 骨のアンチエイジングは，モデリングによって成長・発達する18歳頃までにいかに骨貯金をするかがまず重要となる．以後，骨量は維持期に入り，女性では女性ホルモンの分泌低下によって更年期から減少期に入り，加齢とともに減少の一途をたどる．

■ 男女共通の臓器のなかで最も性差がある疾患は骨粗鬆症で，女性は男性より3倍以上も罹患者が多い．最大骨量は男女で大差はないが，骨量の獲得・維持に重要であった女性ホルモンの激減から，閉経後10年間で骨量は15%減少し，骨粗鬆症化の最大の要因となる．

■ 骨のアンチエイジングには酸化ストレスの排除に加え，骨代謝を活発化させる骨ホルモンのオステオカルシンの分泌亢進が鍵となる．そのためには骨に対する垂直荷重刺激が必須で，骨代謝ばかりでなく，糖・エネルギー代謝をはじめ，全身の臓器の活性化，アンチエイジングにまで寄与する可能性がある．

はじめに

　身体および骨発育のライフステージは，その発育から胎児期・乳幼児期・思春期とそれ以降を分けて考えるのが妥当である．すなわち，ヒトは身体の発育に合わせて骨の大きさや形を考えていくモデリング（構築）が必要であり，身体発育期には骨発育も同時に進行する[1].

　一方，思春期以降，最大骨量を獲得した後は身体発育がなくなり，骨量の維持期となり，古い骨と新しい骨の量の置き換えであるリモデリング（再構築）となる．しかし，やがて加齢によって骨量は減少していくため，古い骨を吸収する方が新しい骨への置き換えを上回るため，リモデリングは負に傾いていく．

　増加をきたす時期である成長・発達期のモデリングと，維持期および減少期のリモデリングには根本的な違いがある[1].　したがって，骨のアンチエイジングは維持期・減少期のリモデリングに対してのものである．そこで骨のアンチエイジングについて記載するため，モデリングとリモデリングの違いについてまず解説する．

骨リモデリング

1．成長・発達期のモデリングと維持・減少期のリモデリングの違い

　モデリングにより骨作りが行われる成長・発達期には，骨形成が急速に進む．骨の大きさばかりでなく，形が作られるため，骨吸収と骨形成が連動せず，独立して行われること

太田博明 Hiroaki OHTA
藤田医科大学病院国際医療センター，山王メディカルセンター女性医療センター

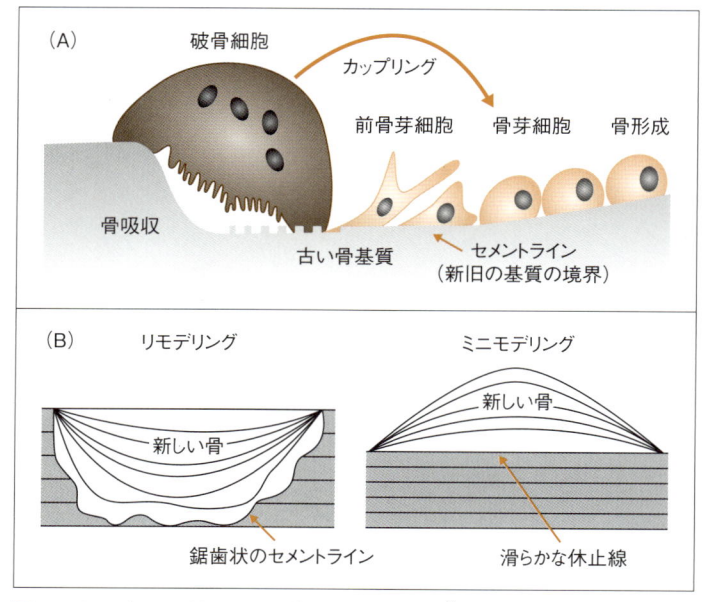

図1 リモデリングとミニモデリングの模式図[2]

A：リモデリングの機序. 破骨細胞と骨芽細胞のカップリングにより, 骨吸収と骨形成のバランスがとれるリモデリングでできた新旧の骨基質の境界線をセメントラインという.

B：リモデリングでは, 骨吸収後に骨形成が誘導されるので, 新旧の骨基質の境界に鋸歯状のセメントラインが形成される. 一方, ミニモデリングでは骨吸収を経ず骨形成が誘導されるので, 新しい骨は隆起状に形成され, 新旧の骨基質の境界線（休止線）は滑らかである.

が多く, ある部位では骨形成のみを, またある部位では骨吸収のみが行われていることがある.

このモデリングには肉眼レベルのマクロモデリングと顕微鏡レベルのミニモデリングが存在する. 成長・発達期の骨全体の大きさや形が変わるのがマクロモデリングであり, 骨全体の大きさや形は変わらないが, 骨梁などの顕微鏡レベルの構造も変化させるモデリングをミニモデリングという.

重力が骨にかかると内部応力が変化し, それに対応すべく骨梁の配列や太さなどが変わってくる. この変化の対応法として, 骨吸収と骨形成によるリモデリングと破骨細胞の骨吸収を介することなく, 骨芽細胞が新しい骨を骨表面上に添加するミニモデリング現象を呈する（**図1**）[2].

通常は, 骨吸収を行う破骨細胞とその後に行われる骨芽細胞の骨形成は連動しており, これをカップリングというが, リモデリングによる骨吸収量と骨形成量は等しい. したがって, 骨吸収抑制剤を使用すると, このカップリングにより骨芽細胞の骨形成も低下する.

2. 維持・減少期の骨リモデリングの実際

古い骨は破骨細胞に吸収され, 骨芽細胞が作る新しい骨で補充されるが, この骨の新陳代謝を骨リモデリングとよぶ. 骨リモデリングは各種の細胞外の刺激に応じて開始される. 破骨細胞による骨吸収が行われた場所で, 骨吸収窩を補充すべく骨形成がはじまる.

骨リモデリングサイクルは破骨細前駆細胞が吸収されるべき骨に付着する"活性化相"，成熟した破骨細胞による骨吸収が行われる"吸収相"，骨吸収から骨形成へと転換する"逆転相"，骨芽細胞が類骨を形成する"形成相"，骨吸収も骨形成も停止する"休止相"の5相からなる。

　この骨リモデリングはおもに破骨細胞，骨芽細胞，骨表面を覆うライニング細胞，骨基質内に存在する骨細胞による細胞群の連携した活動によるプロセスである。吸収相では，成熟した破骨細胞は骨基質との吸着面に酸を分泌して無機質を溶解する。さらに破骨細胞が特異的に産生する蛋白質分解酵素のカテプシンKを分泌して骨基質蛋白質を消化して，吸収窩を形成する。形成相では骨芽細胞によりⅠ型コラーゲンやオステオカルシン（osteocalcin：OC）などの骨基質蛋白質が産生されて，類骨が形成され，数日遅れてカルシウムやリンなどのミネラル成分の沈着により石灰化が生じ，骨吸収窩は新生骨で埋められる。ここで働いた骨芽細胞の一部は骨基質中に埋め込まれて骨細胞になり，残りは骨表面でライニング細胞となる。

　この一連の過程は約5カ月を要する1つのリモデリング周期を構成し，全骨格の3〜6％が常にリモデリングされる。また成長期から成長完了後も生涯にわたって繰り返されている。これにより，骨組織は劣化を修復して強度を保ち，力学的刺激下で生体を維持し，アンチエイジングに寄与している。

 ## 骨粗鬆症発症のメカニズム：骨のエイジングの進展

　骨粗鬆症は骨強度の低下を特徴とし，骨折のリスクが増大しやすくなる疾患と定義されている[3]。骨強度は骨密度と骨質の2つの要因によって規定されているが，各要因は各種の内的・外的要因によって影響を受けている[3]。骨密度を維持するためには，骨リモデリングの各部位における骨吸収と骨形成の量は等しくなければならない[4]。骨基質蛋白質を合成する骨芽細胞の活性化や石灰化に必要なCa・ビタミンDの欠乏は骨密度低下につながる。また骨吸収が異常に活性化し，吸収された骨量を骨形成によって十分に補充できないと，骨密度は低下する。石灰化が不十分な吸収窩が増加すると，微小骨折や断裂，連結性の低下といった骨質の劣化を惹起する。また骨リモデリング部位における骨吸収が数週間で終了するのに対し，骨形成期は数カ月にわたるため，骨リモデリングの頻度の亢進によっても，石灰化が不十分になり骨強度を低下させる。若年期における不十分な最大骨量，閉経によるエストロゲン欠乏，Caやビタミン D，K欠乏と，その結果としての副甲状腺ホルモンによる骨吸収亢進などにより骨量は減少する（**図2**）。また加齢による筋力低下や寝たきりによる不動化による力学的負荷が低下することによっても骨量は減少する。

　図2で示されるように，骨は骨の素材としての質である材質特性と，その素材をもとに作り上げられた構造特性（微細構造）により規定される。エストロゲン欠乏や加齢に伴い骨吸収が亢進して，骨密度が低下し，骨の微細構造が破綻する。またエストロゲン欠乏や加齢，さらには生活習慣病の罹患により酸化ストレスが増大し，骨吸収の亢進を助長する。酸化ストレスは，骨吸収のみならず骨質に対しても悪影響をもたらす。骨質の良し悪し，基質周囲の環境（酸化や糖化のレベル），ビタミンDやビタミンKの充足状態によって制御されている。

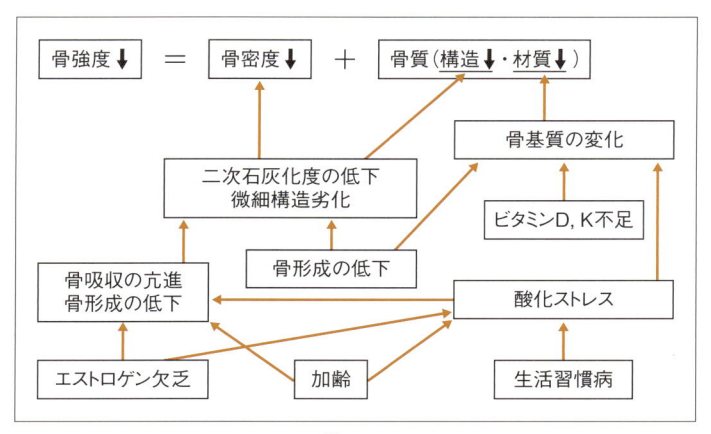

図2 骨強度の低下要因の多様性[12]

骨のアンチエイジング：骨ホルモン "オステオカルシン" の関与

　骨のアンチエイジングのために必要なものは栄養だけではない．骨の健康に重要なのは栄養よりも運動である．骨は運動によって重力負荷がかかるほど強くなり，逆に重力負荷がかからない生活を送ると脆くなるという性質がある．極端な例では無重力の宇宙ステーションに6カ月滞在した宇宙飛行士の骨量は約10％も減少する[5]．これは，閉経後女性は閉経からの10年間で骨量が15〜20％減少することから，地上生活者に比べて約10倍，すなわち無重力空間で1年過ごすと10年分の骨量喪失となる．この理由は無重力環境では骨に負荷がまったくかからないためである．

　適度な重力負荷がかかることによって骨が強くなるには，2つの理由があるとされている．1つは運動による負荷が骨にかかることによって骨細胞が刺激を受け，骨細胞から出される刺激によって骨芽細胞も活性化すること，もう1つは運動して骨に負荷がかかるとCaの骨への沈着が促進され，骨はより大きく，太くなり，強度を増すことになる．このように，運動をすることによって骨は強く丈夫になっていく．成長期だけでなく，骨量が減少した中高年期にも運動によって骨量の減少を阻止することが期待できるので，運動は重要な役割を果たしている．

　さらに，運動によって微弱な振動が骨にかかるとOCをはじめとするいわゆる骨ホルモンが分泌され全身の臓器に働きかける．OCは非コラーゲン性骨基質蛋白質で，骨芽細胞で合成され，分子中の3つのグルタミン酸残基がビタミンK依存的にα-カルボキシル化されてカルボキシル化OC（Gla OC）となる．この修飾によりCa^{2+}に対する親和性の亢進が高まりヒドロキシアパタイトと強固に結合し，その大部分は骨に埋め込まれるが，微量は血中を循環する[6]．ところが，このGla OCは破骨細胞が活性化して骨吸収が亢進し，骨吸収窩が形成されると，pH 4.5程度の酸性環境となり，Gla OCを脱カルボキシル化し，ホルモン活性をもつ非あるいは低カルボキシル化されたOCであるGlu OCへと変化させる（**図3**）．血中OCはGla OCとGlu OCの2つの形態で存在している．このOCの血中濃度は骨の代謝回転と関係し，とくに骨芽細胞の骨形成と密接な関係があるため，臨床的には骨形成マーカーとして活用されている．

　Glu OCに糖・脂肪代謝物を指向した内分泌作用があることは，2007年にOC欠損マウ

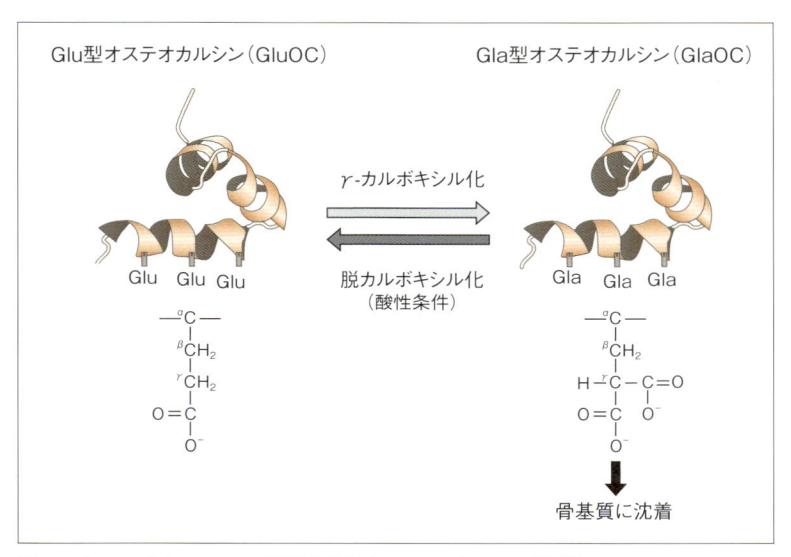

図3 オステオカルシンの翻訳後修飾（γ-カルボキシル化）[13]

スを用いた Karsenty らのグループの Lee らによりはじめて報告[7]された．OC 欠損マウス は 1996 年に作成され，野生型に比し，骨形成が亢進しており，高い骨密度を有し，内臓 脂肪が多かったという．Karsenty らはこの OC 欠損マウスを再解析したところ，著明な内 臓脂肪の蓄積，膵 β 細胞量およびインスリン分泌脳の低下と血中アディポネクチンの低下 によるインスリン感受性の低下であるインスリン抵抗性とそれらに伴う糖代謝異常を呈す ることを見出した．さらに Glu OC 刺激により，膵 β 細胞および脂肪細胞のインスリンお よびアディポネクチンの発現がそれぞれ誘導され，Glu OC による直接作用であることが， 同グループの研究[8]によって判明した．また Gla OC にはそのような作用がないことから， 糖代謝調節に関しては Glu OC が活性型である[9]とされた．

　以上のように，骨芽細胞が分泌する Glu OC はインスリンの分泌促進による血糖値調節 や脂質代謝に重要な役割を果たし，OC と糖・エネルギー代謝との関連が示された．一方， 骨芽細胞にはインスリン受容体が発現して，骨芽細胞特異的インスリン受容体ノックアウ トマウスの解析から，著しい肥満と耐糖能異常を呈することが示された[9,10]．加えて，イン スリンが骨芽細胞において，骨芽細胞の分化を促進して OC の合成を亢進する．さらに， 骨芽細胞に発現する破骨細胞活性化因子 RANKL のデコイ受容体であるオステオプロテ ジェリン（OPG）の発現を抑制する．その結果，破骨細胞の活性化により骨吸収能が増加 し，そのため作成された骨吸収窩は酸化環境となり，Gla OC が脱カルボキシル化して Glu OC に変化させ，血中 Glu OC が上昇する[9]．この Glu OC は膵 β 細胞に作用し，インスリ ンの合成・分泌を促進するというフィードフォワードループを形成する[11]ことが示されて いる（**図 4**）．

　以上のように骨芽細胞におけるインスリンシグナルは糖とエネルギー代謝ばかりでな く，骨代謝においても重要であることが判明している．

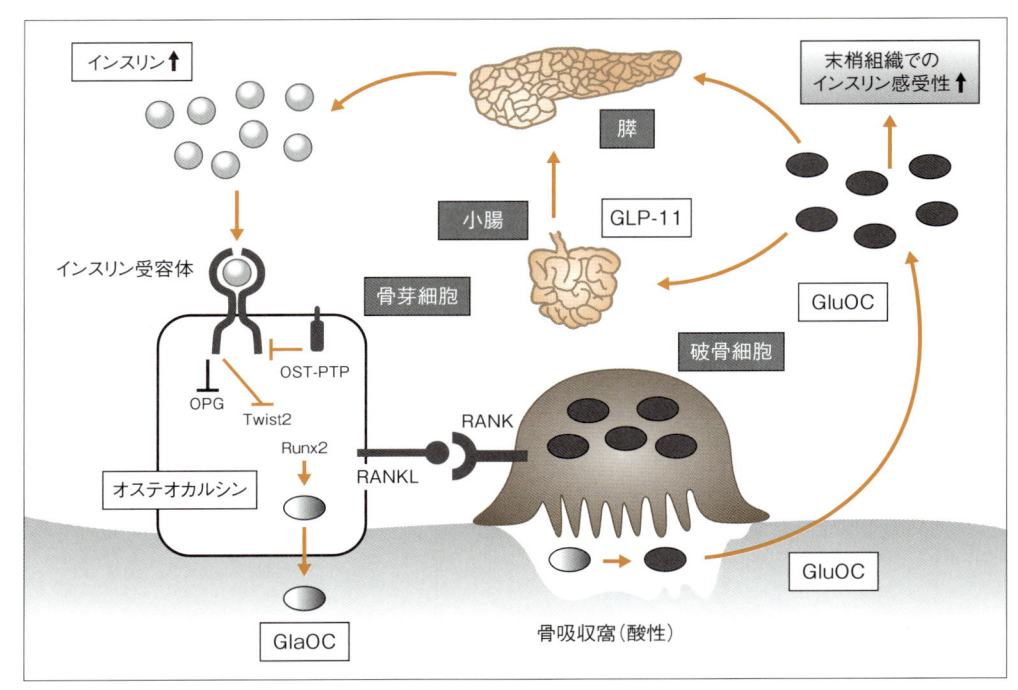

図4 オステオカルシンのフィードフォワードループ[11, 14]

おわりに

　体重に占める器官重量は，骨格筋・脂肪・骨の順で多く，これらはそれぞれ代謝制御においても重要であり，各分泌される体液因子はマイオカイン，アディポカイン，オステオカインとよばれ，全身のアンチエイジングとも関わりを有する．骨に関しては，体重の約15％を占める体内で最も大きな臓器のひとつであり，従来骨は身体の維持・運動をサポートし，保護する静的な器官であると考えられてきた．しかし近年，線維芽細胞成長因子（FGF）23 と OC のすくなくとも 2 つの骨ホルモンを分泌し，全身の代謝を調節する動的な臓器であることが明らかにされた．

　なかでも OC は糖・エネルギー代謝の調節，雄性の生殖機能，脳の発育・発達の調節等に大きな関わりを有することが注目を集め，"アンチエイジング（若返り）物質"ともいわれるようになり，長寿社会において長生きリスクを克服する骨ホルモンが期待されている．この OC，なかでもエネルギー代謝の活性型としては，骨吸収によって形成された骨吸収窩において，酸性化されることによって脱カルボキシル化から形成された Glu OC が必須となる．しかし，OC は骨芽細胞で合成され，Gla 化された Gla OC がまず形成されることが必要である．したがって，骨の材料としての栄養素の充足も重要であるが，適度な栄養補給がなされていれば，それ以上の栄養よりも運動による骨代謝の活発化の方が，より重要となる．

　運動にも各種あり，それぞれその効果は異なる．そのなかで"かかと落とし"をはじめとした"骨トレ"という垂直荷重運動が最も効果的である．"かかと落とし"を行うと，体重の 3 倍，3G 位の重力刺激が"かかと"に伝達され，骨形成を担う骨芽細胞を増加させ，Gla OC を産生し，骨代謝が活発化する．さらには骨ホルモンである Glu OC によって全身

の臓器が活性化することで，アンチエイジングにつながる．さらに骨のアンチエイジング
は全身のアンチエイジングへの波及効果をもたらすものと考えられつつある．しかし，ヒ
トにおける Glu OC の直接的効果や性差に関しては十分なエビデンスは得られておらず，
糖代謝などへの影響など一部にすぎない．今後は，Glu OC の特異的受容体などのシグナ
ル伝達機構の基礎的な解明とともに，ヒト臨床研究への展開が課題となる．

文献

1）太田博明. 乳幼児期から思春期にかけての骨発育のスパート. CLINICAL CALCIUM 2019；29（1）：9-17.
2）網塚憲生・他．モデリングとリモデリングの違いは何ですか.「骨」を知る 53 の質問—ウェルエイジング
　をサポートするために—. 太田博明編. 医薬ジャーナル社；2015：24-7.
3）NIH Consensus Development Panel on Osteoporosis Prevention, Diagnosis, and Therapy. Osteoporosis prevention, diagnosis, and therapy. JAMA 2001;285（6）:785-95.
4）Parfitt AM. The coupling of bone formation to bone resorption:a critical analysis of the concept and of its relevance to the pathogenesis of osteoporosis. Metab Bone Dis Relat Res 1982;4（1）:1-6.
5）LeBlanc A et al. Bone mineral and lean tissue loss after long duration space flight. J Musculoskelet Neuronal Interact 2000;1（2）:157-60.
6）Hauschka PV et al. Osteocalcin and matrix Gla protein:vitamin K-dependent proteins in bone. Physiol Rev 1989;69（3）:990-1047.
7）Lee NK et al. Endocrine regulation of energy metabolism by the skeleton. Cell 2007;130（3）:456-69.
8）Ferron M et al. Osteocalcin differentially regulates beta cell and adipocyte gene expression and affects the development of metabolic diseases in wild-type mice. Proc Natl Acad Sci U S A 2008;105（13）:5266-70.
9）Ferron M et al. Insulin signaling in osteoblasts integrates bone remodeling and energy metabolism. Cell 2010;142（2）:296-308.
10）Fulzele K et al. Insulin receptor signaling in osteoblasts regulates postnatal bone acquisition and body composition. Cell 2010;142（2）:309-19.
11）Rosen CJ et al. No bones about it:insulin modulates skeletal remodeling. Cell 2010;142（2）:198-200.
12）骨粗鬆症の予防と治療ガイドライン 2015 年版；2015．p.9.
13）溝上顕子・他．オステオカルシンとインスリン分泌．日本薬理学雑誌 2015；145（4）：201-5.
14）溝上顕子・他．オステオカルシンとエネルギー代謝．骨粗鬆治療 2017；16（1）：33-8.

7 口腔のアンチエイジング

Keyword
摂食嚥下
唾液
食事
サルコペニア
認知症予防

POINT

全身における口腔の役割と機能を解説し，超高齢社会における口腔とアンチエイジング医学の関連性と重要性について理解する．

若さを保つために質の高い睡眠を確保することはいうまでもない．身近に生じる睡眠時無呼吸症候群と全身疾患への影響，アンチエイジングのための留意点について基本事項から解説する．

口腔ケア・誤嚥性肺炎予防・認知症，これまでつながりのなかったキーワードのように思えるが，近年，口腔ケアや ACE 阻害薬が肺炎を予防し，脳内のサブスタンス P 濃度を高め，認知症を防ぐ研究が注目されている．

はじめに

　抗加齢医学は健全で均質な老化を目標としており，体全体を視野に入れた横断的な対処と他分野を包括した総合的な理解を必要としている．なかでも口腔は消化管の入口であり，呼吸，摂食嚥下，咬合，咀嚼，唾液分泌などのように生命を維持するための生物学的な機能だけでなく，音声・言語，味覚，感情表現のように，人類が生活を営むための文化的な側面も有する器官として位置づけられている．

　摂食嚥下機能が低下すると栄養摂取が損なわれ，唾液分泌や呼吸機能の低下から誤嚥性肺炎や窒息のリスクが高まる．また味覚や音声・言語機能の低下は QOL（生活の質）だけでなく，認知機能にも大きく影響を与える．

　本稿では，口腔機能の低下から睡眠時無呼吸症候群に対する基本，口腔ケアと認知症予防に関する情報を中心に紹介することにした．多くの方々が本領域の重要性を再認識し，口腔のアンチエイジングに関する取組みが発展することを期待している．

口腔の役割と機能

1．摂食嚥下機能と加齢変化

　咀嚼運動は脳幹にプログラムがあり，末梢からの感覚情報により作動する．嗅覚，視覚を介して食欲が亢進され，味覚により食物が摂食可能かどうかを判断する．大脳が知覚的・認知的に働き，その食物の適切な摂取方法などを検討している．摂食行為は催眠作用，体温の上昇など全身的な生理機能にも影響を与え，その変化が視床下部にある摂食・満腹中枢に伝わることは知られている[1]．

　ヒトは唾液の存在下で舌，歯，歯肉，頬粘膜を見事に協調しながら食物を咀嚼する．適

阪井丘芳 Takayoshi SAKAI　大阪大学大学院歯学研究科高次脳口腔機能学講座顎口腔機能治療学教室

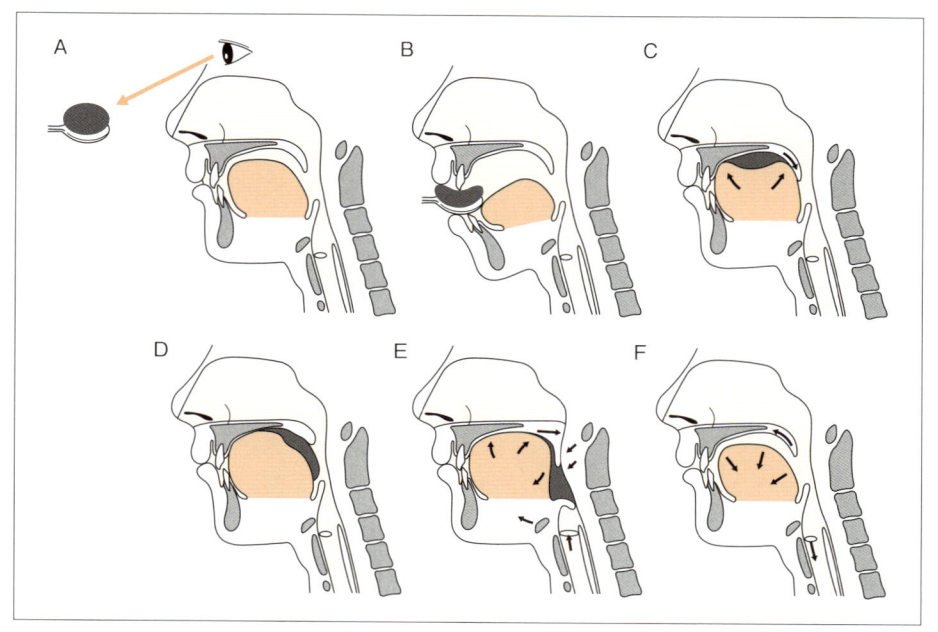

図1　摂食嚥下の解剖とメカニズム[1]

　A：先行期（食物の確認），B：準備期①（口腔への取り込み），C：準備期②（咀嚼と食塊形成），D：口腔期（舌根部，咽頭への送り込み），E：咽頭期（咽頭通過，食道への送り込み），F：食道期（食道入口より胃への送り込み）．

切な性状に食塊形成された後に，嚥下関連筋の協調運動である嚥下反射によって食物は食道入口部まで送り込まれ，蠕動運動と重力により食道噴門部まで移送し，消化される．このような摂食嚥下機能に関連する部位が老化により減弱すると，摂食嚥下障害を生じ，栄養不良となることが知られている（**図1**）．顎顔面領域の筋肉の約70％は口腔周囲に存在し，加齢に伴い咀嚼能力が低下すると，口腔機能の障害からQOLの低下を招く．さまざまな対処法の開発が期待されており，対応しなければならない課題である．

2. 味わうための感覚，味覚の加齢変化

　味蕾は味覚の受容器であり，その多くは舌，軟口蓋，口蓋垂などの口腔粘膜に広く存在している．味覚情報は摂取した食物が有害か無害かの判別に，きわめて重要な生体防御としての役割を担っている．また低栄養やサルコペニアに関連する老化予防として，食欲増進にも貢献している．2003年の口腔・咽頭科学会の調査によると，味覚障害患者数は年間24万人と多く，年々増加傾向にある．味覚障害の原因は，薬剤の副作用，生理的な加齢変

---

column　鼻腔内視鏡は大阪大学歯学部附属病院から生まれた！

　1972年，世界ではじめて，大阪大学歯学部附属病院の歯科医師数名がオリンパスと共同で，口蓋裂患者に対する言語機能評価のため，経鼻挿入する軟性内視鏡，いわゆる"鼻から内視鏡"を開発した．当初，内科や耳鼻咽喉科に共同開発をお願いしたが，検査機器としての必要性が乏しいと評価が低く，実現が困難で

あったため，歯科とオリンパスとが共同で開発することになったそうである[9]．現在では，内科，外科，耳鼻咽喉科はいうまでもなく，各分野で重要な医療機器になっており，"内視鏡下嚥下機能検査"として保険収載されている．

化，唾液量の低下，うつ，口腔カンジダ症，亜鉛の欠乏，甲状腺機能低下などの全身疾患が知られており，その対処法の確立が期待されている[2]．

3. 会話能力の低下や顔貌の変化

　口腔は，音声言語を駆使してコミュニケーションをはかるために欠かせない器官である．前述したように，加齢に伴う口腔疾患は会話能力を低下させることでコミュニケーションの頻度を減少させ社会性を失わせる．また，口腔周囲筋の低下をもたらすことで顔貌の変化をもたらす．このような変化への対応も生体の恒常性の維持に不可欠であり，歯科医学領域においても積極的な取組みが行われている．

4. 唾液の重要性

　咀嚼は大脳皮質の運動野を刺激すると報告されており，末梢と中枢を連携する強力な神経ネットワークが存在している．咀嚼・咬合による脳の血流の上昇は，脳の機能の活性化と唾液分泌に有効であり，全身の代謝を促進することが示されてきた．

　唾液は生体の恒常性に重要な成長因子や生理活性物質，抗菌物質，免疫グロブリンなどを多種多様に含んでいる[3]．また，消化作用，自浄作用，中和作用，抗菌作用，粘膜保護作用などを有していることから，唾液分泌の促進は抗加齢医学にとっても欠くことのできない課題である．さらに，種々のホルモン，ストレス物質，抗酸化物質などを評価する検査材料としても有用であるため，唾液を用いた非観血的な検査が今後の老化度検査に導入されるであろう．

　ドライマウス（口腔乾燥症）の原因は多様であり，その大半は生活習慣病や更年期障害，ストレスなど抗加齢医学の対象となる老化関連疾患に起因する．日常的な生活習慣から発症するケースが多いことから，運動指導，食事指導を含むライフスタイルの提案が重要であり，抗加齢医学を理解したアプローチが必要となる．

5. 誤嚥性肺炎と摂食嚥下機能

　高齢者における誤嚥性肺炎は死因の上位を占めるが，その原因が口腔や咽頭の細菌に起因すると報告されている．誤嚥性肺炎は摂食・嚥下障害により食物や唾液を肺へ流入させ，全身の免疫力の低下による感染防御機構が正常に働かないことにより発症する疾患である．口腔内には多種類の常在菌が生息しているといわれている．唾液分泌の減少から口腔内の環境が悪化して常在菌が繁殖することは明らかで，その対応としての口腔ケアや十分な唾液の分泌による細菌排除機構を働かせることで誤嚥性肺炎の防止となる．

6. 食べることとアンチエイジング

　超高齢社会である日本では，高齢者の"食"が再認識されている．メディアでは胃瘻の要否が議論されているが，本当に食べる機能が失われているのか，適切な摂食嚥下機能の評価と対応が実践されているかどうかを正しく認識するべきである．嚥下内視鏡や嚥下造影といった機能評価から口腔ケアや嚥下訓練の指導まで，他科と連携した対応が必要である．口腔からのアプローチとして，嚥下機能を考慮した義歯や舌摂食補助床などを積極的に取り入れることも必要となる．機能検査や訓練だけでなく，食べる機能を維持するためのアンチエイジングが重要になってくる[4]．

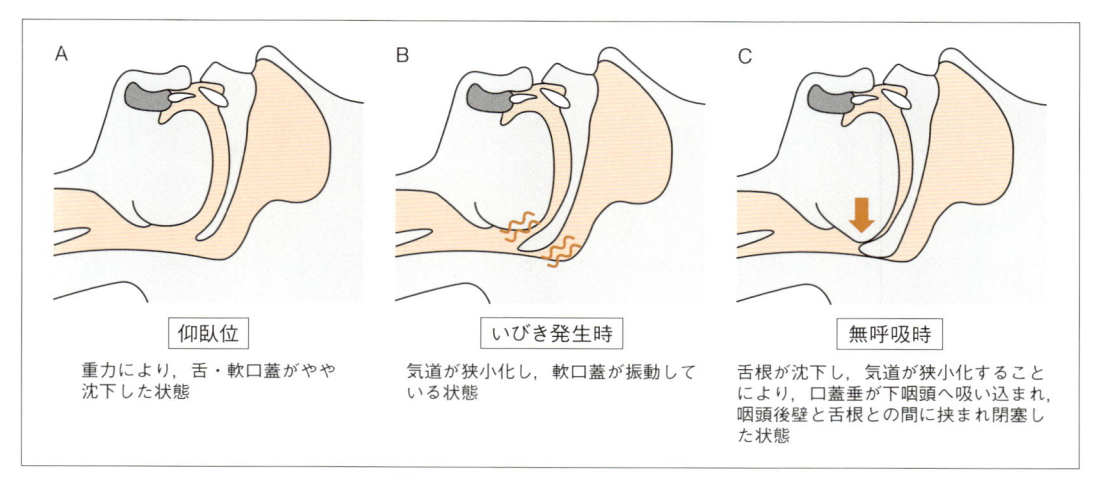

図2 いびき・無呼吸時の上気道の状態[5,6]
 A 仰臥位：重力により，舌・軟口蓋がやや沈下した状態，B いびき発生時：気道が狭小化し，軟口蓋が振動している状態，C 無呼吸時：舌根が沈下し，気道が狭小化することにより，口蓋垂が下咽頭へ吸い込まれ，咽頭後壁と舌根との間に挟まれ閉塞した状態．

 ## 睡眠時無呼吸症候群とアンチエイジング

1．口腔機能としての呼吸　〜OSASの病態〜

　閉塞性睡眠時無呼吸症候群(obstructive sleep apnea syndrome：OSAS)は，睡眠中に呼吸が減弱する，あるいは停止し，体内の酸素濃度が低下し，睡眠が障害される疾患である．日本での有病率は成人人口の約5％，推定患者数は500万人以上といわれている．

　睡眠時無呼吸は，睡眠中に上気道が狭小・閉塞して生じる．その発生機序には，気道確保に関与する筋緊張の低下と咽頭の解剖学的なバランスが関与している．睡眠中には筋緊張が低下することが知られており，咀嚼筋や咽頭周囲筋などの気道確保に関わる筋肉にも筋緊張の低下が生じる．咀嚼筋の筋緊張低下により，上下の歯牙接触がなくなり，軽度開口状態となる．とくに仰臥位では下顎が咽頭方向へ沈下し，気道を狭小化させる．また，気道確保に関与している咽頭周囲筋，とくにオトガイ舌筋の活動が低下し，気道は狭小化する．吸気時に，狭小化した気道に軟口蓋が吸い寄せられて震えると，いびき音が生じる．完全に気道が閉塞すると無呼吸となる(**図2**)．いびきは，気道が狭小化している兆候であり，高度ないびきでは低呼吸の状態となっている．

　咽頭の解剖学的バランスに関しては，Isonoらが Meat & Container Balance Model でわかりやすく解説している(**図3**)．咽頭の気道は，Container：容器(上顎骨，下顎骨，椎骨などの骨格)に詰め込んだ Meat：肉の塊(舌，脂肪，扁桃組織などの軟組織)のなかに開いた空洞であると想定できる．OSASの一番の原因である肥満は，容器の大きさは変わらないが中身に肉の量が増え，空洞(気道)が狭くなった状態である．欧米人のOSAS患者の多くは，この肥満が原因である．一方，日本人は非肥満者であっても，人種的に顎の大きさ(容器)が小さい傾向にあり，OSASになりやすいといわれている．上記モデルを用いると，肉の量は変わらないが，容器が小さいため空洞(気道)が狭くなった状態である．このように，口腔・咽頭組織のバランスが崩れた結果，睡眠中に気道が狭小・閉塞して呼吸障害が生じ，OSASとなる．口腔とOSASは非常に関係が深く，最近では上顎歯列弓の狭窄と

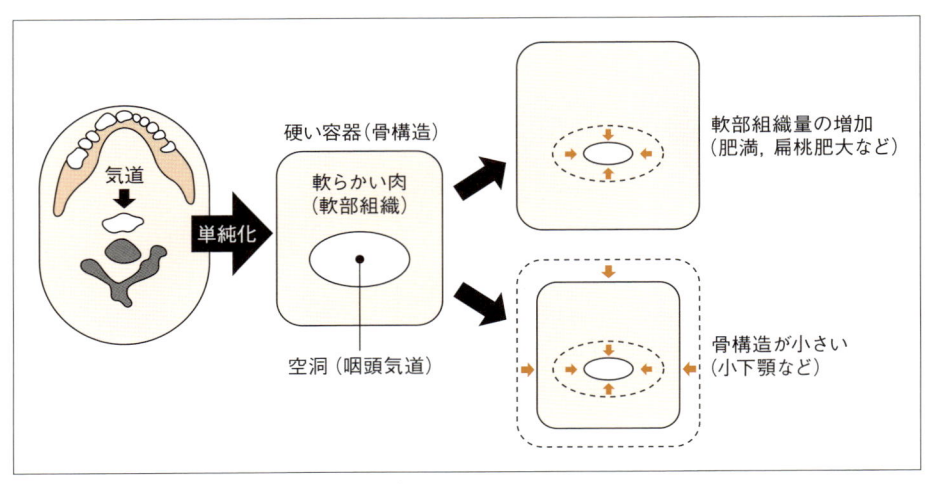

図3　咽頭の解剖学的バランスの概念図[5,6]
　口腔・咽頭組織のバランスが崩れた結果として，睡眠中に気道が狭小・閉塞して呼吸障害が生じ OSAS となる．
口腔と OSAS は非常に関連が深いといえる．

OSAS の関連性も報告されている．口腔は睡眠中の呼吸状態に対して重要な役割を担っている[5]．

2. OSAS は睡眠障害

　日中の眠気は，OSAS の主症状のひとつである．睡眠中に無呼吸や低呼吸を繰り返すことにより，低酸素血症，胸腔内圧の変動，睡眠の分断などが起こり，睡眠が障害された結果，症状として日中の眠気が生じるのである．すなわち，OSAS は夜間の呼吸障害であり，睡眠障害でもある．睡眠障害国際分類(ICSD-2, 2005)では，OSAS は睡眠関連呼吸障害に分類され，睡眠障害のひとつである．

　日中の眠気のほかにも，熟睡感の欠如，倦怠感，起床時の頭痛，集中力の低下などの症状があり，QOL を著しく低下させる．さらに，OSAS 患者は居眠り運転などによる交通事故率が，健常対象者と比較して，2.5 倍であると報告されており，重大な事故の引き金にもなりうるために要注意である．

3. OSAS は生活習慣病を憎悪させる

　OSAS は夜間のいびき・無呼吸，日中の眠気など自覚・他覚的な症状以外にも，心血管系・代謝系をはじめ，さまざまな合併症を引き起こす．具体的には，高血圧，糖尿病，高脂血症，肥満，心不全，虚血性心疾患，不整脈，脳血管疾患などの合併症が報告されている．

　OSAS 患者では，無呼吸により低酸素，高炭酸ガス血症の状態になり，それを補うために，心臓や血管など循環器が過剰に働き，負担過剰となる．毎晩の積み重ねにより，高血圧，動脈硬化，心不全，不整脈などの合併症へとつながり，それら合併症により血栓が詰まりやすくなるため，虚血性心疾患，脳血管疾患など死につながるような重篤な合併症にかかる危険性も高くなる．無呼吸により睡眠が障害されるため，ストレスや睡眠中に分泌されるホルモンのバランスが崩れ，インスリン抵抗性が発現し，糖尿病，高脂血症，肥満などの合併症へとつながる．最終的に，これらの合併症により心血管系疾患の発症率・死

亡率が高くなることが報告されている.

最近では，心血管系疾患を引き起こす三大生活習慣病 syndrome X（肥満，高血圧，糖代謝異常，脂質代謝異常）に OSAS を加えて，syndrome Z とよばれている[6]．以上から，OSAS は生活習慣病の悪化因子・発症因子となるだけでなく，生命予後にも影響を及ぼす疾患である．OSAS を治療することにより，日中の眠気など種々の症状が改善し，QOL を著しく向上させることができる．さらに，高血圧，動脈硬化，糖尿病，高脂血症をはじめとする生活習慣病の悪化防止・発症予防につながることからも，病的な老化ではなく，健全な加齢をむかえるという意味で，抗加齢医学にとって重要な領域であるといえる．

4. OSAS の治療

OSAS の治療法は，保存的療法と外科的療法に大別される．保存的療法には，経鼻的持続陽圧呼吸療法（continuous positive airway pressure：CPAP）と口腔内装置治療（oral appliance：OA）があり，外科的療法には，鼻手術，扁桃摘出術，口蓋垂軟口蓋咽頭形成術，オトガイ部前方移動術，上下顎骨前方移動術，オトガイ舌骨筋前方牽引術などがある．日本では，多くの患者は保存的療法を好む傾向にあり，CPAP 治療や OA 治療が選択される場合が多い．

CPAP 治療とは，閉塞した気道にマスクを介して空気を送り，陽圧をかけることにより，舌や軟口蓋を押し広げ，気道の開存を維持する治療法である．重症例であっても治療効果が確実であり，OSAS 症状の改善だけでなく，高血圧，心不全，虚血性心疾患，脳血管疾患など，さまざまな合併症のリスクを軽減する効果が認められている．中等症〜重症の OSAS 症例に適応とされており，国内では無呼吸低呼吸指数（AHI）が 20 以上で保険適用となる．医科では，OSAS 治療法の第一選択として用いられている．しかし，装着の違和感，煩わしさ，鼻腔の乾燥，空気の漏れ，携帯性の悪さなどが欠点とされている．

5. 口腔内装置治療

OA 治療とは，上下顎に装着したスプリントにより下顎を前方に移動することで気道を開大あるいは気道抵抗を低下させ，呼吸路を確保する方法である．治療の有効率は 50〜80% と報告されており，軽症〜中等症の OSAS 症例，CPAP が使用できない症例に適応とされている．しかし，重症例であっても奏功する症例があることから，OA の適応症を考慮することが重要である．OA 適応症については，女性，若年者，非肥満者，短い頸部周囲長，軽症の OSAS，仰臥位依存性 OSAS，短い軟口蓋，小下顎の患者に治療効果が高い．著者らの診療部門では，内視鏡にて上気道の評価を施行している．水平位で覚醒時の OSAS 患者の下顎を前方移動させ，鼻咽腔と中・下咽頭腔の開大の有無を評価し，鼻咽腔が開大する症例では OA による治療効果が高いことを明らかにしてきた．内視鏡検査は診断のほかにも，OA 作成時の下顎の前方移動量の設定や，患者への OSAS 病態説明などにも有効である．そこで，OSAS の治療法を選択する際に，CPAP or OA ではなく，患者の状況に合わせた CPAP and OA の併用，同時装着療法も考慮する必要がある．そのためには，医科-歯科の連携が必要であり，それぞれの科で CPAP 治療，OA 治療，またそれ以外の治療法の特性を熟知したうえで，目の前の患者に合わせたオーダーメイド医療を提供する必要がある．

口腔ケアで認知症をふせぐ

1. 口腔ケアと誤嚥性肺炎

口腔ケアが誤嚥性肺炎を予防することは広く知られてきた[7]. 肺炎は現在，日本人の死因第3位であり，ほとんどが高齢者で占められている．80歳以上では肺炎の90%は誤嚥性肺炎であることから，口腔ケアは高齢者の肺炎を予防するという臨床的意義がある．さらに今後，認知症が増加し，将来，医療介護の最も大きな位置を占めると予想されていることから，口腔ケアが認知症にどのように作用するかは，高齢者医療における大きな課題である．

2. 口腔ケアの肺炎予防の作用機序

誤嚥性肺炎は，嚥下反射と咳反射の低下により，口腔内の雑菌を含んだ唾液を誤嚥して生じる．このとき，口腔ケアという刺激は，脳のドパミン放出を介して，嚥下反射と気道の咳反射の知覚神経からサブスタンスPの放出を促す．また唾液に対する刺激の閾値を下げ，嚥下反射と咳反射を正常に戻す働きがあるため，誤嚥性肺炎の予防に有効とされている．

全身の組織のサブスタンスP濃度を上昇する薬物は，降圧薬であるアンジオテンシン変換酵素(ACE)阻害薬である．ACE阻害薬は，アンジオテンシンIからⅡへ分解されることを阻止して降圧作用をもたらすが，同時にサブスタンスPの分解酵素も阻害し，結果的に組織のサブスタンスPの濃度を高める．ACE阻害薬の副作用として咳がでやすくなるといわれているのは，サブスタンスP濃度が気道で高くなり，咳反射が過剰に亢進するためである．嚥下反射と咳反射の防御機構が低下している高齢者において，ACE阻害薬は誤嚥性肺炎を有意に予防することが証明されている[8].

3. アルツハイマー病への ACE 阻害薬の効果

アルツハイマー病にACE阻害薬が効果的に作用するという報告がある[8]. 脳には脳血液関門があるため，同じACE阻害薬でも脳血液関門を通過できるACE阻害薬でなければならないが，脳内に入ったACE阻害薬は，脳内の主要な神経伝達物質のひとつであるサブスタンスPの分解を阻害し，脳内のサブスタンスP濃度を高める(**図4**). サブスタンスPの他の分解酵素は neutral endopeptidase(NEP)である．サブスタンスPを分解しようとしてNEPの濃度が高くなる．一方，NEPはアルツハイマー病の原因物質といわれているアミロイドβ蛋白を分解する．そうすると，認知症の進行は抑制できるのではないかと期待されている．脳血液関門を通過するACE阻害薬を長期投与したところ，他の降圧薬に比べ，認知症の発症を有意に減少させたと報告されている[8]. しかしその後，ACE阻害薬が逆に認知症を悪化させるという報告もでている．最近では，ACE阻害薬が認知症に有効であるという報告が多いが，いまだに結論は報告されていない．しかし，生活活性度(activity of daily living：ADL)が高い人は，脳を含めた全身の組織でサブスタンスP濃度が高いと考えられ，ACE阻害薬はサブスタンスP濃度を高めることから，ACE阻害薬が脳の活性化に役立つと考えることは経験的に理にかなった解釈である．ここでは，口腔ケアによるサブスタンスP濃度上昇が，肺炎にもアルツハイマー病と共通の効果を示すと考えると理解しやすいので，ACE阻害薬が認知症に効果ありという報告を中心に口腔ケアと認知症の効果を説明する．

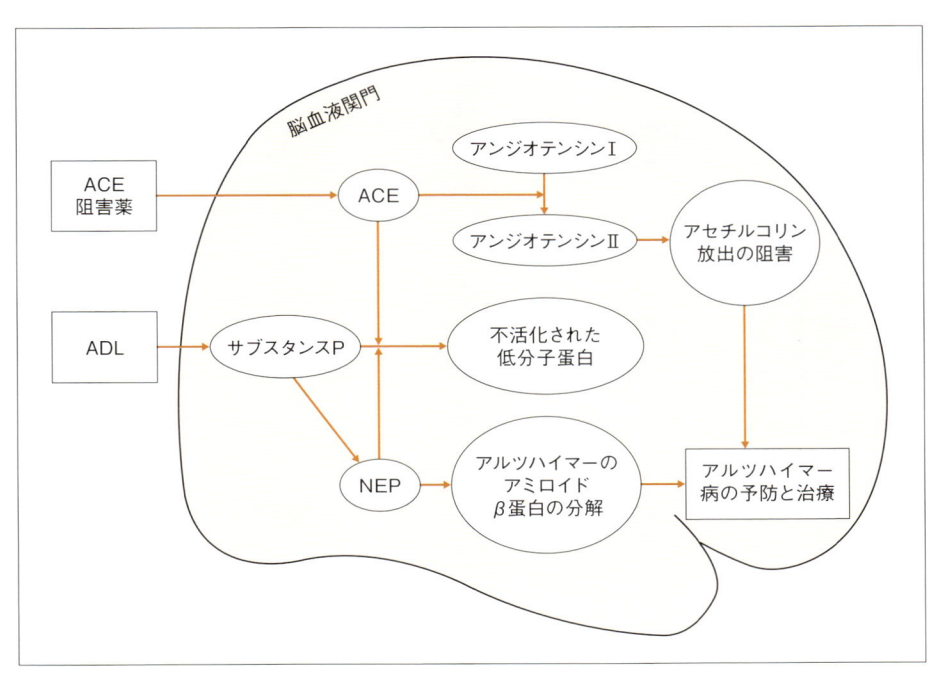

図 4 アルツハイマー病における ACE 阻害薬の作用機序[8]

　脳血管関門を通過できる ACE 阻害薬は脳内の ACE を阻害するため，脳内のサブスタンス P 濃度を増加させる．すると，サブスタンス P を分解するもうひとつの酵素 NEP が上昇し，これがアミロイド β を分解し，アルツハイマー病の発症率を低下させる．ADL が低いとサブスタンス P 濃度が低く，アルツハイマー病になりやすいことも説明できる．

4. 口腔ケアの認知症への機序

　口腔ケアを行うことにより，唾液中のサブスタンス P 濃度が高まることが指摘されてきた．口腔の知覚と運動野は脳の最大の分野を占めている．食べることが，生きるために最も必要な機能と考えられる理由である．口腔を刺激することにより，脳を活性化させることができるのであるから，ADL の高い人と同様に，脳のサブスタンス P も多く作られるのではないかと考えられる．サブスタンス P 濃度の増加は，ACE 阻害薬の作用と同じ効果をもたらし，アミロイド β 蛋白を減少し，アルツハイマー病の予防に役立つと考えられる．ADL の高い人は，身体のサブスタンス P 濃度が高く，肺炎や認知症になりにくいという，多くの報告や身近な体験と合致する所見である．口腔ケアが動けなくなった高齢者の脳を刺激し，認知機能低下の予防に役立つため，口腔は脳を刺激しやすい部位と考えられる．さらに，口腔ケアによってよく噛めるようになることも脳を刺激するであろうし，栄養状態の改善が一般状態を改善し，認知機能低下を予防するかもしれない．

　口腔ケアは口腔内雑菌を低下させることで誤嚥性肺炎を予防するというよりも，口腔を刺激することで嚥下反射と咳反射の低下を予防する方で貢献しているかもしれない．さらに，サブスタンス P 濃度を高めることで，肺炎予防だけでなく，認知症予防につながる可能性があり，今後の研究成果に期待したい．

文献

1）井出吉信. 第 2 章 摂食・嚥下のメカニズム. 植松　宏. セミナーわかる！摂食・嚥下リハビリテーション

　　Ⅰ 評価法と対処法. 医歯薬出版；2005. p.14-31.

2）阪上雅史. 味覚障害の診断と治療. 日本耳鼻咽喉科学会会報 2012；115：8-13.

3）Helen Whelton. 第 1 章 序説：唾液腺の解剖と生理. 渡部　茂監訳. 唾液 歯と口腔の健康 原著第 3 版. 医歯薬出版；1997. p.1-10.

4）阪井丘芳, 斎藤一郎. 特集：口腔機能のアンチエイジング. Anti-Aging Medicine 2015；11（2）：19-66.

5）奥野健太郎. 第 1 章 基礎知識編. 歯科医師の歯科医師による歯科医師のための睡眠時無呼吸症候群の口腔内装置治療. 阪井丘芳. 医歯薬出版；2014. p.7-12.

6）Wilcox I et al. "Syndrome Z":the interaction of sleep apnea, vascular risk factors and heart disease. Thorax 1998;53 Suppl 3:S25-8.

7）野原幹司, 阪井丘芳. 第 1 章 摂食機能療法とは. 前田芳信, 阪井丘芳. 開業医のための摂食・嚥下機能改善と装置の作り方超入門. クインテッセンス；2013. p.10-20.

8）Orui T et al. A new therapy for Alzheimer's disease. Geriatr Gerontol Int 2004;4（2）:123-5.

9）山岡　稔・他. Fiberscope による鼻咽腔閉鎖運動の観察法. 日本口腔外科学会雑誌 1972；18：13-7.

8 消化管のアンチエイジング

Keyword
胃癌
大腸癌
腸内細菌叢
炎症
食

POINT

- 消化管臓器においては近年，機能性消化管疾患，炎症性腸疾患，がんが増加しており，とくに消化管癌においてはがん検診の普及等による早期発見・早期治療が重要である．

- 消化管は全身の司令塔とも考えられ，消化管の健康を取り戻すことが，全身の疾病予防，健康長寿につながる可能性が高い．

- そのメカニズムとして，腸内細菌叢と食，すなわち"腸管に曝露されるすべてのもの（エクスポソーム）"により形成される"炎症"の重要性が注目されており，研究の進展が期待される．

はじめに

2018年に公表されたがん統計予測では，日本のがんによる死亡数予測の臓器別順位は，男性は肺，胃，大腸，肝臓，膵臓の順で，女性は大腸，肺，膵臓，胃，乳房の順である．がんのなかでも消化器臓器のがんの頻度は高く，現在，それらの予防，撲滅のためにはどのような対策が必要なのかについて，多方面からの研究が進んでいる．がんだけでなく，炎症性疾患，機能性腸管障害があり，難病といわれる潰瘍性大腸炎，Crohn病も急増している．本稿では，消化管の疾病や不健康状態の原因に対する最新の情報を提供する．消化管環境を改善することを考えた場合，食生活，ライフスタイルの影響が重要である．とくに，腸内細菌叢が疾病や健康に影響を与えることが明らかになりつつあり，胃癌の原因であるヘリコバクター・ピロリ菌だけでなく，大腸癌においても細菌叢がなんらかの役割を果たしている．消化管の健康を取り戻すことが全身の健康につながる可能性も高い．消化器を専門とする医師以外にも，消化器疾患の現状が理解できるように執筆したため，専門家には平易な内容であることを最初にお断りしておく．

21世紀になって増えつつある消化器疾患

消化管臓器はおもに口腔，食道，胃，十二指腸からなる上部消化管と小腸，大腸，肛門からなる下部消化管に分けられる．それぞれの臓器に，潰瘍や炎症による疾病があり，良性ならびに悪性の腫瘍がある．とくに，食道癌，胃癌，大腸癌に対する早期診断，内視鏡治療が確実に進歩し，日本は間違いなくこの分野で世界一の道を確実に歩んでいる．これら早期の消化管癌に対する内視鏡治療として，内視鏡的粘膜下層剝離術（ESD）は日本では標準的な治療として普及した．日本人の多くの患者を苦しめてきた胃癌については，現在では早期発見される症例が増え，50%以上の患者が内視鏡的治療だけで治癒する時代に

内藤裕二 Yuji NAITO 京都府立医科大学大学院医学研究科消化器内科学

なった.

　しかし，重要なことは"内視鏡検査やX線検査で異常がなくても消化管の症状で苦しんでいる患者はたくさんいる"ということである．よくある症状の，胸焼け，胃もたれ，膨満感，便秘，腹痛などで外来を受診され，いろんな検査をしても異常がない人は意外と多い．じつは最近，食道，胃，小腸の運動する状態，粘液や消化液を分泌する機能，細い微小な血管の血液の流れ，食べたものを消化する機能などをほとんど検査しなくなっている．つまり，消化管のどこかの機能に異常が発生して，それを具体的症状として患者が病院に来ても，じつは適切に診断できているかどうかは定かではない．こういった患者の症状は，消化管の機能的な異常が原因になっている可能性が高く，機能性消化管疾患といった分類がされている．この機能性疾患の病態においては腸内微生物叢が重要な役割を果たしていることが明らかとなりつつある．

　さらに重要なことがある．それは，"まったくの無症状にみえても，検診などでがんなどの疾病が見つかる人はたくさんいる"ことである．日本における早期胃癌の多くがまったくの無症状でスクリーニングの内視鏡検査により発見されている．私は消化器，とくに内視鏡専門医としてこれまでに多くの早期食道癌，早期胃癌，早期大腸癌の患者を見てきた経験から考えて，"がん検診"の普及こそが，がんを早期発見し，治療することにより国民の命を救う確実な方法であると確信している．

 ## 胃液の逆流が原因で増加する逆流性食道炎

　逆流性食道炎（GERD）は，胃液が逆流することにより胃液のなかに含まれる胃酸，ペプシン，胆汁酸などにより食道粘膜が刺激を受け，内視鏡検査によってびらんや潰瘍などの組織傷害が認められるだけでなく，患者は，胸焼けや口の中まで酸っぱい水が上がる感じ（呑酸）を訴える．治療としては，胃酸を強く抑制するプロトンポンプ阻害薬が有効なことが多いため，症状は1日1回の服薬で改善することが多い．内視鏡検査をして明らかな粘膜びらんのような所見がなくても，症状を訴える患者が人口の10%以上になることが明らかになってきた．びらんなどがないために"非びらん性胃食道逆流症（NERD）"とよばれている．GERD，NERD患者の自覚症状はたいへん多彩で，胸焼けや呑酸だけでなく，ものを飲み込んだときのつかえる感じ，狭心症のような胸痛に加えて，食道以外の症状もある．声がしわがれる，咳払い，慢性の咳，喘息様症状，睡眠障害，中耳炎などさまざまな症状がある．胃液の逆流が原因で，咳や睡眠症状を訴えるので以外と診断が難しい．GERDやNERDの治療の第一原則は，医師や患者がこういった疾病があることを知ることではないかと考える．さらに，最近では，プロトンポンプ阻害薬による治療の効果が少ないNERD，食べ物などが原因と考えられるアレルギー性の好酸球性食道炎などもあり，より専門医による治療が必要な患者も増加している．

 ## アルコールが原因とされる食道癌

　食道の扁平上皮癌は，食道の扁平上皮を母地として発生するが，東アジアは世界的にみても食道扁平上皮癌の頻度が高い．アルコール代謝遺伝子多型が食道扁平上皮癌のリスクと関与することも明らかとなっている．アルコールはまずアルコール脱水素酵素

（ADH1B）によりアセトアルデヒドに分解され，次にアセトアルデヒドはアルデヒド脱水素酵素（ALDH2）の作用で酢酸に分解される．アルコールを分解するこの酵素の働きの強弱は遺伝子多型に左右され，日本人ではこの2つの酵素の働きが弱いヒトが多いとされ，まったくアルコールが飲めない"下戸"も高頻度である．ADH1B の働きが弱い人は，アルコールを分解するのが遅いためアルコールが体に残りやすく，アルコール依存症になりやすいとされている．ALDH2 の働きが弱い人はアセトアルデヒドの分解が遅く，飲酒で顔が赤くなり二日酔いを起こしやすい．この赤くなる現象をアジアンフラッシュといい，日本人の40％がこのタイプで，食道だけでなく咽頭，喉頭の扁平上皮癌の高リスク群と考えられる．食べ物，飲み物が胸につかえるといった自覚症状が出たときには食道癌は進行していることが多いため，40歳を超えたら年に一度の内視鏡検診が必要である．しかし，日本人の食道癌にはアルコールをまったく飲まない患者も少なくなく，今後の研究が待たれる．

 ## ピロリ菌が決める慢性萎縮性胃炎，胃癌

上部消化管の疾病の発症は，ヘリコバクター・ピロリ菌（いわゆるピロリ菌）感染に大きく影響を受けることが明らかとなり，慢性萎縮性胃炎，胃潰瘍，十二指腸潰瘍，胃癌などの疾病はピロリ感染をもとにして遺伝要因，環境要因などの付加要因により発症することが明らかとなった．日本人の50歳以上の人の60％以上がピロリ菌に感染しているが，全員が胃癌を発症するのではなく，塩分の過剰な摂取，糖尿病，食事などの環境要因が複雑に関与して，胃癌が生じると考えられる．抗生物質による1週間の除菌療法を行い，ピロリ菌が胃内からいなくなると胃潰瘍は再発しなくなり，"治癒"することも確認された．胃潰瘍を見つけたらピロリ菌感染を確認して，除菌薬を1週間処方すれば，治療は終了してもよい時代となった．

ピロリ菌に感染するのはどうやら幼少時のようで，ピロリ菌に感染していても，患者も医師も特別な検査をしないかぎりその感染に気づかない．ところが，ピロリ菌に感染すると多くの場合，組織学的な慢性胃炎の状態を経て，胃粘膜の萎縮が進行し，胃癌の前癌病変が形成されていく．若年者のピロリ除菌が必要な理由はこの点にある（**図1**）．日本では2014年3月より内視鏡検査で確認された胃炎があり，ピロリ菌に感染している場合には，ピロリ菌の除菌療法が保険治療として実施できるようになった．日本人では50歳以上ではピロリ菌の感染率は60〜90％であり，多数の人が治療の対象になる．

内視鏡検査によって受診者のその後の胃癌発症のリスクがある程度予測できるようになってきている．内視鏡検査を受けることにより，①ピロリ菌に感染していない萎縮のな

若年者ピロリ除菌

検診
- とくに内視鏡検査
- 対策型検診でも内視鏡検査が認められた

図1 胃癌を撲滅するための取組み

い胃粘膜，②ピロリ菌に感染した慢性萎縮性胃炎，③かつてピロリ菌に感染していたが，除菌療法や自然にピロリ菌がいなくなった胃に分類される．①群は胃癌発症のリスクはきわめて低く，胃癌予防を目的にした検診は不要と考える．②③群はともに胃癌のリスクがあり，さらに，萎縮性粘膜の進行度，組織学的な腸上皮化生の有無などによりリスクが上がる[1]．ピロリ菌除菌療法後にも胃癌は発症することは明らかであり，リスクに応じた検診体制を構築していくことが重要ではないかと考える．

　日本人におけるピロリ菌感染症の割合は年々低下傾向にあり，最近，京都府の高校1年生で調査した結果は感染率5〜10%程度であった．このようなピロリ菌感染率の低下をみると，胃潰瘍や胃癌は30〜40年後には激減することが予想できる．京都府では2015年から，胃癌予防対策として，内視鏡検診の推進だけでなく，高校1年生を対象にしたピロリ菌の尿中抗体検査によるスクリーニングを試験的に開始した．まったくの無症状で学校生活を送っている高校生のなかからピロリ菌陽性者を見つけ出し，そのピロリ菌を抗生物質で除菌し，将来の胃の疾病（胃潰瘍や胃癌）を予防する試みである．先制医療としてのアンチエイジング医学でもある．30年後には京都府の胃癌死亡率が全国最下位になっていることを夢見た試みである．

炎症性腸疾患が急増

　潰瘍性大腸炎とCrohn病からなる炎症性腸疾患の原因は不明であり，慢性に経過し，寛解と再燃を繰り返す難治性炎症疾患である．残念なことに両疾患ともに右肩上がりで急増している．平成25年度の登録者数は潰瘍性大腸炎166,060人，Crohn病39,799人となっている．さらに，両疾患ともに20〜30歳代をピークに発生するために，長期に治療を必要とする点も大きな問題点である．最近では，抗腫瘍壊死性因子α抗体などのいわゆるバイオ製剤が臨床で使用できるようになり，良好な治療経過をたどる患者も増加している．しかし，薬剤の治療効果には個人差もあり，不幸にして薬剤が有効でない方，副作用で辛い思いをされる方，手術をせざるを得なかった方も比較的多く，一刻も早く根本治療，治癒に迫る新規治療法を開発することは，与えられた重要な課題である．

　治療法の決定の前に，患者が普段から何を食べているのか，炭水化物，蛋白質，脂質の摂取量だけでなく，機能性が指摘されている食品の摂取，食物繊維摂取量，サプリメント摂取の有無など，"腸管に曝露されるすべてのもの（エクスポソーム）"の詳細を入手して，治療に生かしていくことを考える時代になっているのかもしれない．2014年日本人の炎症性腸疾患の患者に協力いただいて詳細な栄養調査を実施したが，驚いたことに大豆，イソフラボン，ダイゼニンなどは潰瘍性大腸炎，Crohn病の増悪因子として位置づけられた[2]．大豆やその代謝物は健康長寿には必須の食品因子と考えられているが，これらの成分が持つプロスタグランジン（PG）E2様の作用が，腸管炎症には増悪因子となっているのかもしれない．すくなくとも食べ物が腸管の炎症に影響を与えていることは確実であり，今後，その詳細なエクスポソーム情報を積み上げていく必要がある．

大腸癌による死亡率は世界一？

　日本における大腸癌は危機的状況といえるかもしれない．2012年，がんで死亡した人の

臓器別の順位は，男性は肺癌，胃癌，大腸癌の順で，女性は大腸癌，胃癌，肺癌の順になっている．大腸癌は頻度が増えているだけでなく，若年齢層で増加していることも大きな問題点である．大腸癌がこのような状況になることは10年前に予想されたが，効果的な対策を講じることができていない．幸いにも大腸癌の手術症例の予後は比較的良好であり，内視鏡的粘膜下層剝離術(ESD)などの技術も進歩しているため，早期発見の意義はきわめて大きいとされている．

このように早期の大腸癌は内視鏡治療による確実な治癒が期待できる．次の問題点は，そのような症例をどのようにして発見するのかという点である．「大腸がん検診ガイドライン」では，大腸癌を早期に発見する取組みとして "免疫学的便潜血反応" が推奨グレードAで示されている．免疫学的便潜血反応は大腸からの出血に対して特異度が高い検査といえるが，便を採取するという煩わしさもあって，実際には便潜血反応を利用している人数は検診が必要な対象の20%程度であり，上手く機能しているとはいえない．また，内視鏡治療が可能な病変では便潜血反応が陰性となることがある点にも注意が必要である．血液バイオマーカーによる絞り込みが期待されているものの，臨床に応用されたものはない．病院の外来などで測定される腫瘍マーカーであるCEAやCA19-9などは早期発見に有用でない．

しかし，血液検査による癌診断，あるいは高リスク群の絞り込みは国民の期待も大きく，早急な研究が必要である．21世紀になり蛋白質を測定する質量分析計の応用により，いくつかのがんバイオマーカーが報告されている[3-5]．しかし，これまでそのバイオマーカーの大規模臨床試験は成功していない．

これまでの疫学研究から，規則的な運動習慣が大腸癌を予防することは明らかである．最近の欧米の成績でも，大腸癌予防のためには，男性では適切なBMIを維持すること，女性では身体活動を増加させることが重要であることが報告されている．WHOのレポートでも，大腸癌の確実なリスク要因は "過体重・肥満" と "身体活動度" であると報告されている．従来，大腸癌との関連が強く示唆されてきた高脂肪食や緑黄色野菜，食物繊維などについては十分なエビデンスがないと位置づけられている．運動の強度と期間についての明確な基準はないものの，最近のガイドラインでは30〜60分間の中等度以上の強度の運動を週5日以上とされている．日本人を対象とした疫学研究の解析においても大腸癌リスクと低い身体活動度との相関は明らかであり，その傾向は直腸癌よりも結腸癌で強い．最近の基礎研究により大腸癌予防に寄与する筋肉由来のマイオカインSPARC蛋白質も発見されている[6]．SPARCは骨格筋より分泌され，大腸腫瘍の発生に抑制的に作用するようで，ヒトにおいても血中で検出され，運動の機能性を示すバイオマーカーとして使用することも可能である．

欧米ではエビデンスが出つつある内視鏡によるスクリーニング，さらには小ポリープを含めてすべてのポリープを完全切除するいわゆる "クリーンコロン" を目標にした内視鏡検査が積極的に展開されている．大腸内視鏡検診が大腸癌発症率，死亡率を低下させることが証明されつつある．2015年オランダの研究グループは，大腸内視鏡による大腸癌検診では，内視鏡術者の腺腫検出率(ADR)が高いほど，大腸癌の発症や大腸癌死の生涯リスクを抑制することを報告した[7]．ADRは術者の検診の質の評価とされ，1回の内視鏡検査で

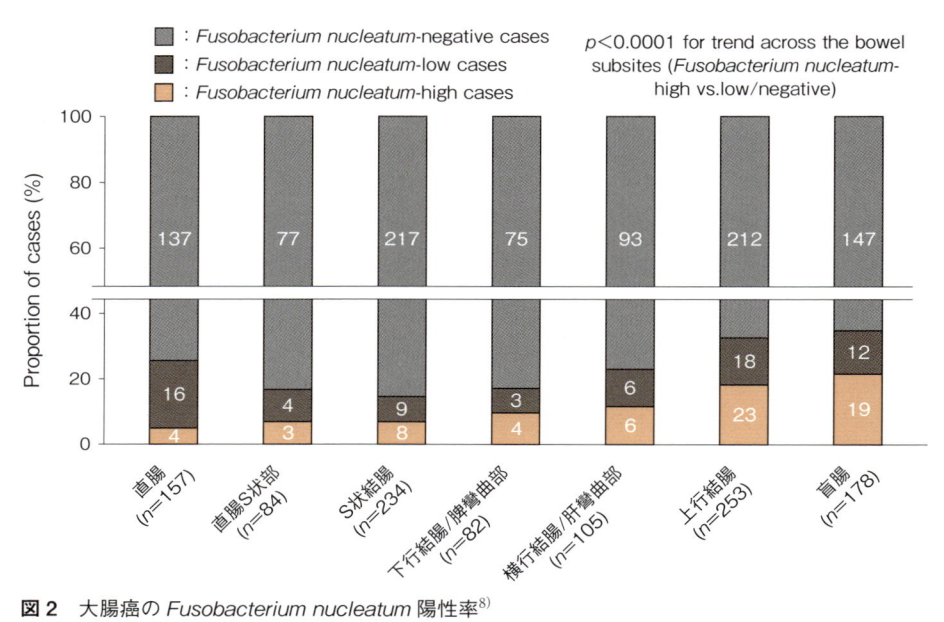

図2 大腸癌の *Fusobacterium nucleatum* 陽性率[8)]

腺腫を発見する率を示していて，ADR が高い医師に内視鏡検診を受けると大腸癌死亡リスクが低下することが示されている[8)]．大腸癌死を減少させるためには第 1 に内視鏡による大腸癌検診を普及させること，第 2 に ADR が高い優秀な内視鏡医を育てることを示している．

 ## 大腸癌と *Fusobacterium nucleatum* 菌

　大腸癌予防に向けた取組みは重要な課題である．大腸癌の発生，微小環境，転移などへの腸内細菌叢，なかでも *F. nucleatum* の関与が明らかとなり，*F. nucleatum* を標的にした予防法が探索されている．大腸の部位別による *F. nucleatum* 陽性率の解析でも，左側と比較して右側での陽性率が高く，約 20〜30％はパラフィン固定標本の PCR 法により陽性となることが示されている（**図2**）[9)]．さらに，大腸癌のリスクと腸内環境を考える場合に食因子はきわめて重要であり，リスク低減食品としての全粒穀物や食物繊維，リスク促進食品として"炎症性食品"が注目されている．Mehta ら[10)]は食物繊維の豊富な食事が大腸癌リスクを低下させる機序として *F. nucleatum* が関与することを報告している．彼らの研究では，137,217 人の食生活を 30 年程度追跡し，発症した 1,019 例の大腸癌との関連を調査した．その結果，全粒穀物や食物繊維の豊富な健康的な食事（prudent diet）をしていた人では *F. nucleatum* 陽性の大腸癌のリスクが低下していたが，*F. nucleatum* 陰性大腸癌のリスクは低下していなかった．長期的な食生活と大腸癌組織内の *F. nucleatum* 菌との関連性を示すものである．最近，Komiya ら[11)]は大腸癌組織に検出される *Fusobacterium* 菌の由来が口腔内に由来することを明らかにしている．彼らは大腸癌患者 14 名を対象に，内視鏡により採取した大腸癌組織と唾液検体を *F. nucleatum* 選択培地で培養し，8 名に大腸癌組織と唾液の両方から *F. nucleatum* が検出されたことを報告した．さらに，その *F. nucleatum* を対象に菌株を識別可能な PCR 法による解析を行い，8 名中 6 名で大腸癌組織と唾液の両方

表1 EDIP スコアを決める食品の分類[15]

分類	具体的な食べ物の例
炎症性（炎症を引き起こす）	
1. 加工肉	ホットドック，加工肉，ベーコン
2. 赤身肉	ハンバーガー，ビーフ（ポーク）サンドイッチなど
3. 臓器肉	肝臓
4. 他の魚	ツナ缶，エビ，ロブスター，ホタテ貝など
5. 他の野菜	コーン，ミックスベジタブル，なすび，セロリなど
6. 精製穀物	白パン，白米，ベーグル，マフィンなど
7. 高カロリー飲料	コーラ，ペプシなど
8. 低カロリー飲料	低カロリーコーラなど
9. トマト	トマト，トマトジュース，トマトソース
抗炎症性（炎症を抑える）	
1. ビール	ビール，ライトビール
2. ワイン	白ワイン，赤ワイン
3. お茶	お茶
4. コーヒー	コーヒー，カフェインレスコーヒー
5. 緑黄色野菜	にんじん，サツマイモ，冬カボチャ
6. 緑色葉野菜	ほうれん草，レタスなど
7. スナック	ポテトチップス，ポップコーン，クラッカー
8. フルーツジュース	アップルジュース，オレンジジュース，グレープジュース
9. ピザ	ピザ

から同一の菌株が検出されたことを明らかにした．この結果は，*F. nucleatum* 菌が口腔内環境に由来することを強く示唆するもので，治療法だけでなく，予防法，リスク評価などにもつながる重要な知見と考えられる．

　さらに，"炎症性食品"といった考えが欧米で普及しつつある．さまざまな食炎症性スコアが提案されているが，炎症性スコアの高い食事が大腸癌リスクと相関することが明らかにされつつある[12,13]．前向きコホート研究のメタ解析では，食炎症性スコアと直腸癌には関連がないが，結腸癌との抗食炎症スコアには正の相関が示されている（RR＝1.20，95％ CI 1.11-1.30）[12]．このリスクは宿主の遺伝子多型の影響も受け，とくに IL-17F 遺伝子多型の影響も報告されている[14]．食生活の炎症度の把握には EDIP（Empirical Dietary Inflammatory Pattern）という尺度も注目されている[15]．EDIP スコアは，血液中の3つの代表的な炎症のマーカーであるインターロイキン-6，C 反応性蛋白（CRP），腫瘍壊死因子（tumor necrosis factor）α レセプター2（TNF-αR2）の数値との相関関係から決められたもので，**表1** に示す9種の EDIP スコアを上げる食品と9種の EDIP を下げる食品から計算される[15]．Tabung ら[16]の12万人超の26年間にわたる研究では，EDIP スコアが最高のグループは最低のグループに比べて大腸癌のリスクが32％増加している．EDIP スコアと大腸癌の関連は，飲酒習慣のない男性や肥満の男性に顕著であり，さらに *F. nucleatum* 陽性大腸癌のなかでも近位（右側）大腸癌でリスクが高くなることなども明らかにされている[17]．これまでの成績から判断すると，大腸癌のなかでも近位大腸癌の発生には *F. nucleatum* 菌と炎症促進食品が密接に関与していることは確実であり，とくに，日本人におけるそれら要因の関

与を明らかにすることは予防戦略上，きわめて重要といわざるを得ない．

おわりに

アンチエイジング・健康長寿の達成において消化管の果たす役割は重要であり，栄養成分の消化・吸収以外に，食品因子，腸内細菌，短鎖脂肪酸，胆汁酸，腸管内ガスなどによる腸内環境と消化管ホルモン，神経内分泌因子による免疫・代謝制御の重要性が明らかになりつつある．食品の機能性成分の動物モデルを用いた評価系の整備ならびにヒトを対象とした医師・管理栄養士の連携による臨床研究の推進も必要である．

文献

1) Uemura N et al. Helicobacter pylori infection and the development of gastric cancer. N Engl J Med 2001;345(11):784-9.
2) Ohfuji S et al. Pre-illness isoflavone consumption and disease risk of ulcerative colitis:a multicenter case-control study in Japan. PloS One 2014;9(10):e110270.
3) Uchiyama K et al. Peptidomic analysis via one-step direct transfer technology for colorectal cancer biomarker discovery. J Proteomics Bioinform 2015:S5.
4) Uchiyama K et al. Serum metabolomics analysis for early detection of colorectal cancer. J Gastroenterol 2017;52(6)677-94.
5) Uchiyama K et al. Selected reaction monitoring for colorectal cancer diagnosis using a set of five serum peptides identified by BLOTCHIP®-MS analysis. J Gastroenterol 2018;53(11):1179-85.
6) Aoi W et al. A novel myokine, secreted protein acidic and rich in cysteine(SPARC), suppresses colon tumorigenesis via regular exercise. Gut 2013;62(6):882-9.
7) Meester RG et al. Variation in Adenoma Detection Rate and the Lifetime Benefits and Cost of Colorectal Cancer Screening:A Microsimulation Model. Jama 2015;313(23):2349-58.
8) Corley DA et al. Adenoma detection rate and risk of colorectal cancer and death. N Engl Med 2014;370 (14):1298-306.
9) Mima K et al. Fusobacterium nucleatum in Colorectal Carcinoma Tissue According to Tumor Location. Clin Transl Gastroenterol 2016;7(11):e200.
10) Mehta RS et al. Association of Dietary Patterns With Risk of Colorectal Cancer Subtypes Classified by Fusobacterium nucleatum in Tumor Tissue. JAMA Oncol 2017;3(7):921-7.
11) Komiya Y et al. Patients with colorectal cancer have identical strains of Fusobacterium nucleatum in their colorectal cancer and oral cavity. Gut 2018. pii:gutjnl-2018-316661. doi:10.1136/gutjnl-2018-316661.[Epub ahead of print]
12) Fan Y et al. Meta-analysis of the association between the inflammatory potential of diet and colorectal cancer risk. Oncotarget 2017;8(35):59592-600.
13) Liu B et al. Western diet feeding influences gut microbiota profiles in apoE knockout mice. Lipids Health Dis 2018;17(1):159.
14) Cho YA et al. Inflammatory Dietary Pattern, IL-17F Genetic Variant, and the Risk of Colorectal Cancer. Nutrients 2018;10(6). pii:E724. doi:10.3390/nu10060724.
15) Tabung FK et al. Development and Validation of an Empirical Dietary Inflammatory Index. J Nutr 2016;146(8):1560-70.
16) Tabung FK et al. Association of Dietary Inflammatory Potential With Colorectal Cancer Risk in Men and Women. JAMA Oncol 2018;4(3):366-73.
17) Liu L et al. Diets That Promote Colon Inflammation Associate With Risk of Colorectal Carcinomas That Contain Fusobacterium nucleatum. Clin Gastroenterol Hepatol 2018;16(10):1622-31. e3.

9 見た目のアンチエイジング

Keyword
ヒアルロン酸
ボツリヌス毒素
光学治療器
糸リフト
再生医療

POINT

👤 見た目のアンチエイジングのほとんどは美容治療であり，自費診療となる．非手術治療技術の進歩により，よりダウンタイムの短い治療が主流になってきている．

👤 日本人の見た目のアンチエイジングは，他の国よりも顔に偏っており，顔のシミ，シワ，タルミなどの需要が多くを占めている．アジア人は黄色人種であり，白人に比べて紫外線の影響（光老化）が小さく，皮膚の小じわ，血管拡張や癌が少なく，シミは多い．

👤 顔全体が若く，元気に見えることをめざすために，複合的なアプローチを駆使する．

アンチエイジングのための美容医療

　美容医療には大きく分けて，変身願望（遺伝的に異なる容貌を求める）を満たすための美容医療（変える美容）と，昔の自分の容貌に戻すための美容医療（戻す美容）の 2 つがある．後者はアンチエイジング美容医療ともよばれ，加齢に伴う内臓の機能低下を予防・治療する他のアンチエイジング分野と異なり，見ため（外貌）のアンチエイジングである．ごく一部を除きすべて自費診療となる．

　従来はフェイスリフトや瞼の皺取りなどの外科的治療しかなかったアンチエイジング美容医療は，90 年代に入り，ヒアルロン酸をはじめとする注入剤 filler の開発，シミやシワ治療を目的としたレーザー・光治療技術の発達，ケミカルピーリングの再評価，ボトックスの美容目的使用，糸リフトの登場などにより，非手術医療が大きな進展を遂げた．肥満や脱毛症（はげ）に対する非手術治療も始まり，近年では多血小板血漿（PRP），培養上清や細胞療法などの再生医学的アプローチも精力的に行われて，見た目のアンチエイジングも拡大を続けている．

日本人の見た目のアンチエイジングの特徴

　日本人の見た目のアンチエイジングは，他の国よりも極端に非手術治療の割合が多い．すなわち，日本人は手術治療に伴うダウンタイムやリスクを避ける傾向が強い．治療部位としては，欧米に比べて顔に偏っており，顔のシミ，シワ，タルミなどの需要が多くを占めている．アジア人は黄色人種であり，白人に比べて紫外線の影響（光老化）が小さく，皮膚自体は若く見える．表皮内のメラニンが多く，真皮の光老化を和らげるために，皮膚の小じわ，血管拡張や癌が少なく，逆に炎症により色素沈着が起こりやすいために，シミの

吉村浩太郎 Koutaro YOSHIMURA　自治医科大学形成外科学

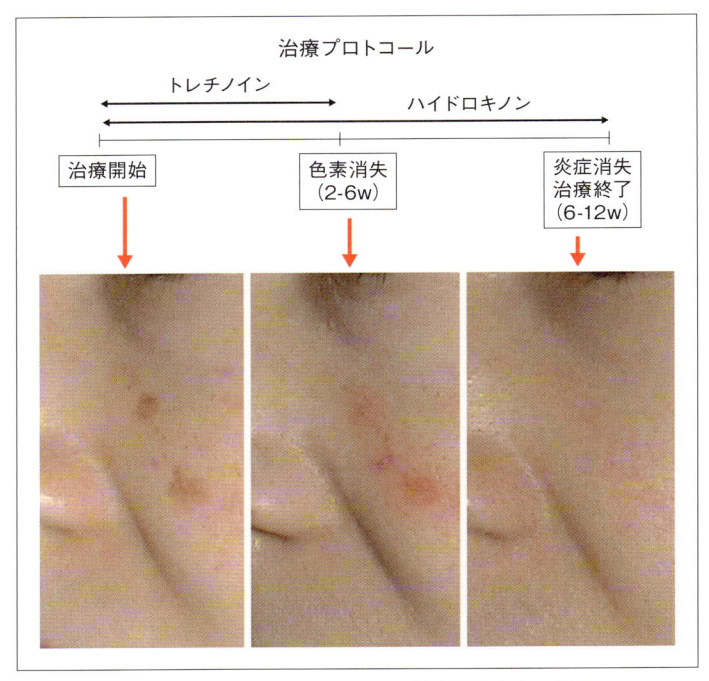

図1　トレチノインとヒドロキノンによる老人性色素斑の治療
皮膚炎の副作用はあるが，表皮性メラニンであれば，レーザーでもできない色素沈着の治療が可能である．

種類や数は多い．現場では，顔全体が若く元気に見えることをめざすために，複合的なアプローチを駆使する．

シミ，イボの治療

　加齢に伴い増えるシミには日光性色素斑(老人性色素斑)，肝斑や脂漏性角化症(老人性疣贅：老人性のイボ)など多くの種類がある．日光性色素斑は，ルビー，アレキサンドライトなどのQスイッチ(超短パルス連続照射)レーザーやトレチノインの外用剤(**図1**)で，脂漏性角化症や加齢に伴う皮膚の小腫瘍は炭酸ガスレーザーで治療することが多い[1]．肝斑や炎症後の色素沈着にはレチノイドやヒドロキノン等の外用剤が多く使用される．一方，光老化による血管拡張や老人性血管腫など加齢に伴う皮膚の血管病変の治療には色素(Dye)レーザーが使用される．

シワ，張りの治療

　加齢に伴う皮膚の菲薄化やそれに伴うシワの治療法は，その対象に応じて数多くの低侵襲の治療手技が発達した．皮膚内，組織内に注射して物理的に充填することを目的とした注入充填剤はフィラー(filler)とよばれ，その簡便さから急速に普及するに至り，近年承認された架橋ヒアルロン酸充填剤は深いシワをはじめ，萎縮部位の充填を目的としても使用され，皮膚の張りも回復できるようになった(**図2**)．本来は吸収性材料であるため半年程度で効果は消失するが，骨上に注入することにより，半永久的な効果を誘導することも可能である[2]．侵襲を伴うが，腹部などから吸引した脂肪組織を注入する手術では，上下眼

治療前　　　　　　　　　　治療1年後

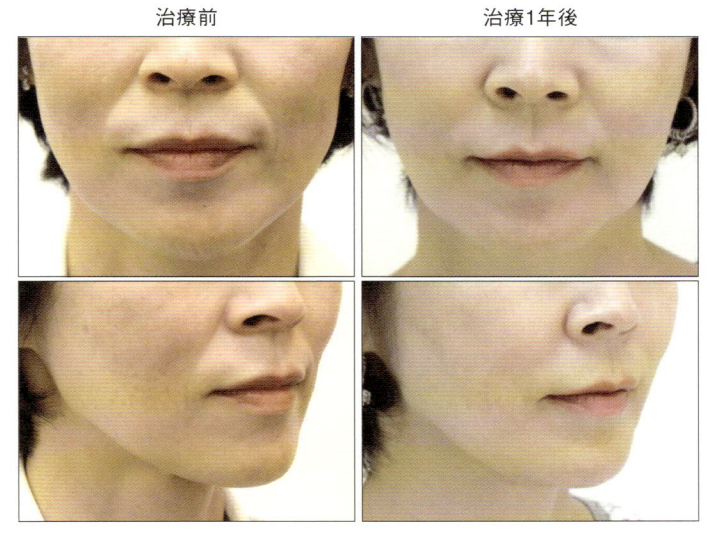

図2　ヒアルロン酸注入による若返り治療
　ヒアルロン酸は吸収性材料であるが，骨膜に注入することにより，部分的に永久の効果を得ることが可能である．ほうれい線など下に骨がある部分に応用可能である．

治療前　　　　　　　　　　1年後

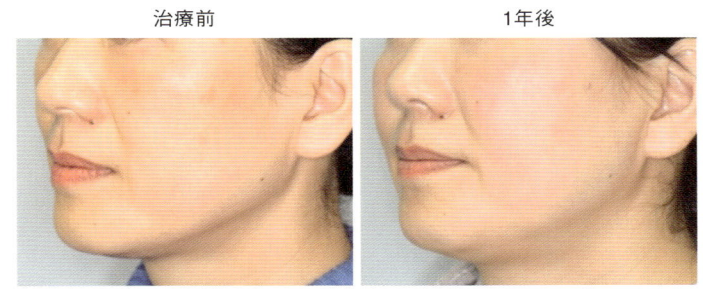

図3　脂肪注入による若返り治療
　脂肪は患者自身の腹部などから吸引で採取する．顔は体幹と異なり，脂肪が多いほうが若く見える．脂肪を移植することで，皮膚の性状も若くなる．

瞼，コメカミ，前額，頬部などの萎縮部に充塡して顔全体を若返らせることが可能であり，皮膚の張りやツヤの改善もみられる（**図3**）．

　表情を作ったときにできる眉間や目尻の動きジワには，神経毒であるボツリヌス菌毒素注射剤が普及し，標的とする表情筋（眼輪筋，皺眉筋，鼻根筋など）を選択的に数カ月間麻痺させることが可能である．ちりめんジワや皮膚の張りを回復する目的では，保湿外用剤，レチノイド外用剤，ケミカルピーリング，あるいはレーザーやIPL（広帯域パルス光）照射機などの光治療機などが，意図的に皮膚の再生を誘導し，新鮮化する目的で使用されている．

 ## タルミの治療

　顔のタルミは，皮下軟部組織の萎縮や支持構造の脆弱化，それに伴う皮膚の弛緩と下垂により引き起こされる．皮膚表面積を小さくする目的で，skin resurfacing（傷害を加えて真皮を収縮させる）あるいは余剰皮膚を切除するリフト手術が行われる．外科的切除は，余剰

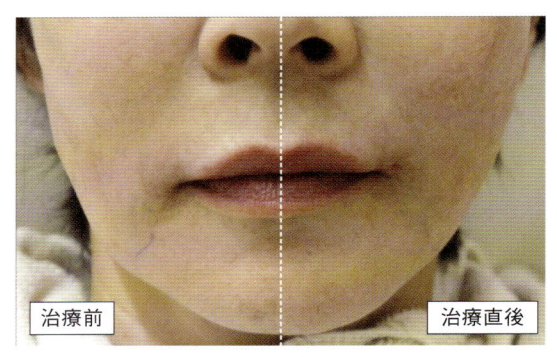

図4 糸リフトによる吊り上げ治療
棘付きの吸収性の糸を皮下に挿入して，吊り上げることが可能
である．右半分が治療前，左半分が治療後．

皮膚が目立つ上眼瞼，下眼瞼，頬・下顎部，頸部，下垂乳房や下垂腹部などで行われる．加齢とともに上眼瞼が下垂し視野が狭くなり，代償性に眉毛を挙上する加齢顔貌を呈する．根治手術として，挙筋腱膜を短縮して固定する根治手術が広く行われている．近年は吸収性の棘付き糸を皮下に入れて頬や顎のタルミを吊り上げるスレッドリフト（糸リフト）が普及している．外科手術に比べて軽度な改善であり，後戻りもあるが，ダウンタイムが短く好まれている（**図4**）．

ハゲ（薄毛）の治療

男性ホルモンの影響だけでなく，加齢の影響でも，頭髪は細くなり，数が減少する．頭頂部はとくに血流の影響を受けやすい．抗アンドロゲンとしての，Finasteride や Dutasteride の内服薬，Minoxidil の外用剤や内服薬（未承認），PRP や培養上清など増殖因子の局所注射などが行われている．

体幹の治療

日本での美容治療の9割は顔を対象にしており，国際的には極端に顔に偏っている．体幹の若返りはけっして簡単ではなく，バストやヒップのリフト手術，脂肪注入（余分な脂肪を取り，移植することで体形を改善），タミータック（腹部のタルミ取り）手術が行われる．皮膚のタイトニングや痩身を目的とした機器もあるが，効果はきわめて限定的である．

再生医療の取組み

皮膚のアンチエイジングを目的とした再生医学的アプローチのターゲットは，大きく分けて，①皮膚，②脂肪（軟部組織），③毛髪，である．培養細胞や PRP などの増殖因子を含む注射剤などを使った治療があり，再生医療等安全性確保法の制定に伴い，届出や承認手続きが必要になるとともに，細胞加工の外部委託が可能になり，普及が進んでいる．脂肪由来新鮮間質血管細胞群（SVF），自家培養脂肪幹細胞（ASC），血管内皮前駆細胞（EPC）や線維芽細胞などが，おもに皮下，皮内への局所注入で利用される．脂肪注入や PRP などと併用される場合もある．幹細胞などの培養上清も，培養細胞由来の増殖因子を含むため，

血管新生や育毛を目的に利用されている．

おわりに

　見た目の老化は常に進行中であり，治療により改善されてもやはり継続して進行する．日本人はとくに外科治療を避ける傾向があり，近年の低侵襲の美容医療技術の進歩がこの分野の市場を急速に広げている．

文献

1）Kurita M et al. A therapeutic strategy based on histological assessment of hyperpigmented skin lesions in Asians. J Plast Reconstr Aesthet Surg 2009;62:955-63.
2）Mashiko T et al. Semi-permanent volumization by an absorbable filler:Onlay injection technique to the bone. Plast Reconstr Surg Glob Open 2013;1:e4-14.

10 運動器のアンチエイジング

Keyword
酸化ストレス
スーパーオキシド
SOD 活性
脊柱バランス
脊柱変形予防

POINT

🏃 運動器組織における過剰な酸化ストレス，とくにスーパーオキシドの過剰発生が加齢に伴う変性変化，病気を惹起するため，治療ターゲットとなる可能性がある.

🏃 スーパーオキシド発生量とスーパーオキシドを解毒する酵素 SOD の活性は，運動器組織変性の予防・治療のバイオマーカーとなる可能性がある.

🏃 脊椎アライメントの変化，脊柱バランスの変化は移動能力の障害に直結し，椎体骨折，椎間板変性，傍脊柱筋力低下に積極的に介入することが運動器のアンチエイジングとなる.

はじめに

　超高齢社会に突入し，運動器の加齢に伴う障害で満足のいく移動能力を保持できない高齢者，自立した生活が送れない高齢者はますます増加することが予想される．外科的な治療や運動療法による移動能力の改善は数多く報告されているが，症状のない運動器の機能低下へ介入効果を示す薬剤や食事，サプリメントは今のところ数少ない．現在，運動器加齢変化の予防薬(広義のアンチエイジング薬)として最もエビデンスが揃っているのは周知のごとく骨粗鬆症治療薬である.

　本稿では，運動器を構成する組織の加齢変化が移動能力を低下させ，ADL(日常生活動作)や QOL(生活の質)を悪化させる機序を概説し，これら変化における酸化ストレスの影響を小動物，ヒト検体において 10 年以上かけて調査してきた著者らのデータをもとに示したい．最後に，運動器のアンチエイジングに最も重要な因子と考える"体のバランス"についても概説し，著者らの臨床的な取組みを紹介したい.

骨の老化

　骨は加齢とともに骨形成と骨吸収のバランスが悪くなり骨量が減少し，骨を構築する微細構造が変化する．さらに骨質が劣化することも加わり骨脆弱性が生じる．骨が弱くなると軽微な外傷で骨折が生じ，疼痛や骨格の変形が及ぼす影響で ADL や QOL を悪化させる.

　著者らは，骨細胞特異的に活性酸素種であるスーパーオキシドを解毒するミトコンドリア局在酵素 SOD2(superoxide dismutase)が欠損するマウスを作製した．骨細胞におけるスーパーオキシドを過剰な状態にすることでその病理的意義を調べた．すると骨細胞におけるスクレロスチン発現の増加，RANKL 発現の増加から，骨リモデリングバランスの異常，骨細胞の形態変化を伴う骨量減少が引き起こされた[1].

野尻英俊　金子和夫 Hidetoshi NOJIRI, Kazuo KANEKO　順天堂大学医学部整形外科学講座

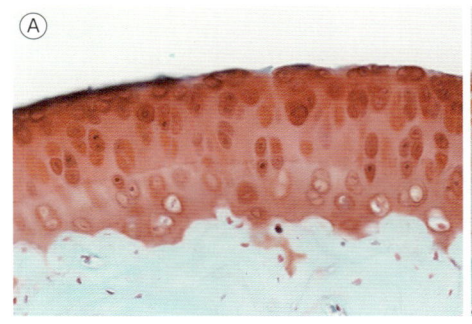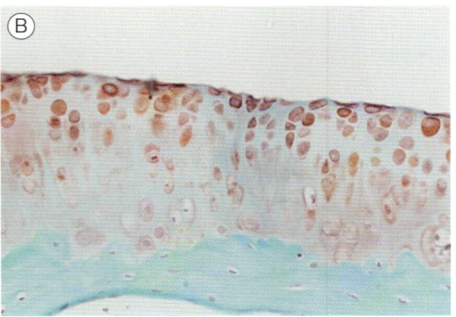

図1 軟骨変性における SOD2 の関与[5]
A：12 カ月齢の野生型マウス膝軟骨切片のサフラニン O 染色像.
B：12 カ月齢の SOD2 欠損マウス膝軟骨切片のサフラニン O 染色像.　軟骨変性の増悪が認められた.

軟骨の老化

　軟骨は加齢とともに変性し，摩耗して量が減少する．変性や摩耗は関節痛を引き起こし，関節の変形が関節機能の低下を引き起こすことで，ADL や QOL を悪化させる．変形性関節症（OA）における酸化ストレスの関与はいくつかの先行研究で指摘されてきた．なかでも，変性した関節軟骨と SOD に関する報告が 3 つの別々のグループから報告されており，1 つ目のグループからは，大腿骨頸部骨折患者由来の大腿骨頭と比較すると，膝 OA 関節軟骨で SOD2 の発現が有意に低下していたと報告された[2]．2 つ目のグループからは，プロテオミクス解析において大腿骨頸部骨折患者由来の大腿骨頭と比較すると，膝 OA 関節軟骨で SOD2 が蛋白レベルで有意に低下していたと報告された[3]．3 つ目のグループからは，DNA チップを用いた解析で OA 患者の変性した関節軟骨における SOD1，SOD2 がいずれも発現低下を認めたと報告された[4]．しかし SOD の低下が OA の原因なのか結果なのかは不明であるとともに，その機序に関してもまったく未知であった．

　軟骨特異的に SOD2 を欠損させたマウスを作製すると，加齢および過度な機械的ストレスにより軟骨変性が促進されることが証明された（**図1**）．このことから，過剰なスーパーオキシド，または SOD2 の低下が OA の原因となることが証明された．この軟骨変性は両媒性にするためにパルミチン酸を側鎖につけたビタミン C 誘導体の関節注射にてレスキューされた[5]．

筋肉の老化

　骨格筋は加齢とともに筋量が減少し，筋収縮エネルギーの代謝が悪化する．ミトコンドリアでは呼吸鎖複合体の機能が低下し，ATP 生成能力が低下する[6]．これにより筋力低下，筋持久力の低下が生じ，転倒による骨折リスクを高めて ADL や QOL を悪化させる．

　骨・軟骨と同様に骨格筋特異的に SOD2 を欠損させると，骨格筋内ミトコンドリア呼吸鎖の活性の低下が惹起され，ATP の生成が障害されてエネルギーが枯渇した持久走行のできないマウスとなった[7]．

酸化ストレス制御と変性疾患進行予防

　著者らの動物実験の結果から，過剰なスーパーオキシドが運動器組織の変性を惹起する

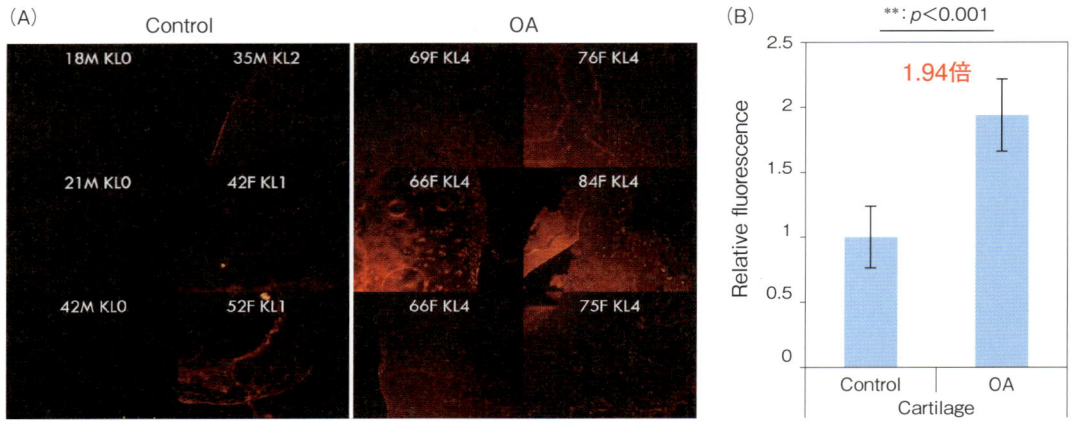

図2 膝変形性関節症(OA)におけるスーパーオキシドの関与
A：膝 OA 患者 6 名と対照群 6 名の膝軟骨のジヒドロエチジウム(DHE)染色(スーパーオキシドを特異的に染色する)
B：蛍光強度の定量解析で OA 群の有意な増加が示された.

ことが証明された．それぞれの変化はヒトにおける運動器の退行変性過程と合致するもので，病態を模倣するモデルとして考えられた．次にヒト組織での確認を試みた．ヒト OA 軟骨におけるスーパーオキシドを定量化すると著明な増加が認められた(**図2**)．SOD は蛋白合成後にニトロ化，糖化，グルタチオン化，リン酸化などのさまざまな翻訳後修飾を受け，遺伝子発現・蛋白量の増減がそのまま直接活性を反映するとは限らないことが指摘されている[8]．そこで著者らは，SOD 遺伝子発現および蛋白質量よりも SOD 活性を評価することに焦点を当てた．

　人工膝関節全置換術を行った Kellgren-Lawrence grade 4(KL 4)の末期 OA 患者(膝 OA 群：平均年齢 76.8 歳)18 例 18 膝と，膝前十字靱帯損傷再建手術または半月板部分切除術を行った KL 0,1 の患者(対照群：平均年齢 30.4 歳)10 例 10 膝の，膝蓋大腿関節外側より関節軟骨および滑膜を採取し，SOD 活性(U/mg protein)を評価したところ，膝 OA 滑膜の SOD 活性は年齢との相関はなく有意に低下していた．また膝 OA 軟骨においても SOD 活性は有意に低下していたが，SOD 活性と年齢の弱い負の相関を認めたため，加齢による影響を否定できなかった．そこで人工骨頭置換術を施行された大腿骨頸部骨折患者(対照群：平均年齢 82.64 歳)14 例 14 股と人工股関節全置換術を施行された変形性股関節症患者(股関節 OA 群：平均年齢 70.0 歳)11 例 11 股より関節軟骨を採取し，SOD 活性を評価した．股関節 OA 軟骨における SOD 活性は，大腿骨頸部骨折患者(対照群)の平均年齢が有意に高いにもかかわらず，年齢との相関はなく有意に低下していた．SOD は加齢に伴い低下するといわれてきたが，対照群の年齢に関係なく，膝 OA および股関節 OA 軟骨において SOD 活性の低下を認めたことから，SOD 活性の低下は加齢との関係性よりも OA との関連性が強いことが明らかとなった[9]．

　この結果は，スーパーオキシド発生量と SOD 活性のバランスが変性疾患の病態に深く関与していることを示し，その制御が治療ターゲットとなる可能性がある．またスーパーオキシド発生量または SOD 活性が単独で，または相対的に OA や運動器組織変性の予防・治療のバイオマーカーとなる可能性もあり，今後のさらなる研究に期待がかかる．

体のバランス

　ヒトが2足歩行で前を水平視するためにはさまざまなバランス調整がなされている．生まれながらの体型や姿勢，生きていくうちに負った外傷や機械的負荷により，それぞれ独自のバランス特性を持つが，いくつかの普遍的ルールがあり平衡を保っている．そのひとつ，上体や頭は骨盤や下肢の体軸上にあることが立位・歩行を効率的にする条件であり，軸から外れれば外れるほど立位・歩行時の消費筋力が大きくなる（疲れやすい・重だるい・痛い）．2つ目は後天的な局所のアライメント変化に対して他の部分での代償機構が働くということ（たとえば腰椎が後彎すれば胸椎は前彎化し，骨盤は後傾して平衡を保とうとする）で，この機能が破綻する（代償不全）とバランスが崩れ，症状がより顕在化する．

　バランス調整を乱す局所アライメント変化は，腰仙椎移行部の椎間板変性や胸腰椎移行部の椎体骨折が主原因としてあげられるが，変性椎間板数や椎体骨折数が多くなるほど，椎間板変性程度や骨折圧潰程度が強くなるほど悪影響を及ぼす．加齢に伴い後彎変形，後側彎変形を有する割合が増加することから，変形によるバランスの変化から移動能力の障害として直結している症例が散見されるようになる．これらのことから移動能力を衰えさせずに保持していくにはバランスのとれた脊椎を維持することが重要であり，椎間板変性や骨粗鬆症を予防すること，傍脊柱筋の筋力低下を予防することがアンチエイジングとなる．

　著者らは近年，脊柱バランスの改善を目的とした脊椎矯正手術を行っているが，長範囲（骨盤から胸椎高位まで）で手術侵襲の大きい手術になるため適応は限定的と考えている．また固定術となるため固定部や固定端が力学的に破綻すること，そしてそれを起こさないために生活の制限が余儀なくされることも外科的治療の課題である．バランス不良による移動能力の障害を引き起こさないためにもバランス不良進行の危険因子を探索し，予防的介入を行うことでバランスを保持することが最も重要であると考える．現在，著者らが行っている予防的介入のひとつは運動療法で，Meyoクリニック，秋田大整形外科グルー

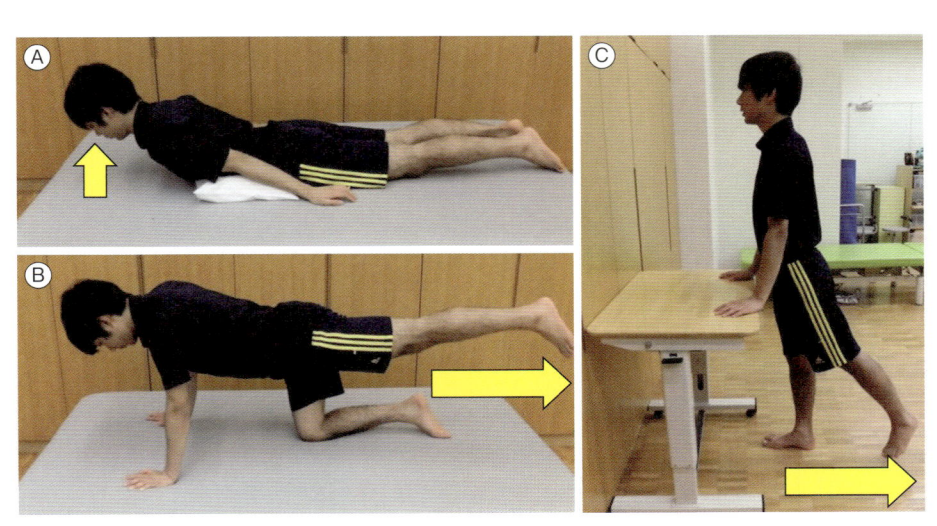

図3　体幹伸展筋力訓練の実際
A：腹臥位が可能な症例への体幹伸展筋力訓練．
B：腹臥位は不可だが4つ這いが可能な症例への体幹伸展筋力訓練．
C：4つ這いも不可な症例への体幹伸展筋力訓練．

プの推奨する体幹伸展筋力訓練である[10,11]．これを参考に著者らの施設でも行ったところ，腰痛や活動性の改善が得られた（**図3**）．もうひとつは，脆弱椎体への薬物治療介入で椎体強度を急峻に高める骨形成促進剤の積極的使用である．一度潰れた椎体は復元させることができないことから，椎体を潰さない予防的な治療，すなわち薬剤選択とタイミングを考えた処方が求められる．残念ながら椎間板変性を予防する介入方法はいまだ確立していない．

おわりに

運動器のアンチエイジングは，まだまだ未開の分野である．そして我々が介入できる予防医学的なアプローチも数少ない．脳や心血管イベントによる重篤な状況に至らないよう血圧を制御するように，関節外科や脊椎外科の手術に至らないよう運動器アンチエイジングへの取組みがなされるべきである．我々は基礎研究，日常診療を通して人がいつまでも自立した移動能力が保てるよう運動器のアンチエイジングに取り組んでいきたいと考えている．今後，診療科や専門分野を超えたさまざまな見地からの幅広い研究が進むことを願う．

謝辞

軟骨変性研究を鋭意進めていただいた順天堂大学医学部附属順天堂東京江東高齢者医療センター整形外科の小池正人先生，そして長きにわたる動物実験の共同研究者であります国立長寿医療研究センター研究所老化機構研究部の清水孝彦先生に深謝いたします．

文献

1) Kobayashi K et al. Mitochondrial superoxide in osteocytes perturbs canalicular networks in the setting of age-related osteoporosis. Sci Rep 2015;5:9148.
2) Aigner T et al. Large-scale gene expression profiling reveals major pathogenetic pathways of cartilage degeneration in osteoarthritis. Arthritis Rheum 2006;54(11):3533-44.
3) Ruiz-Romero C et al. Mitochondrial dysregulation of osteoarthritic human articular chondrocytes analyzed by proteomics:a decrease in mitochondrial superoxide dismutase points to a redox imbalance. Mol Cell Proteomics 2009;8(1):172-89.
4) Scott JL et al. Superoxide dismutase downregulation in osteoarthritis progression and end-stage disease. Ann Rheum Dis 2010;69(8):1502-10.
5) Koike M et al. Mechanical overloading causes mitochondrial superoxide and SOD2 imbalance in chondrocytes resulting in cartilage degeneration. Sci Rep 2015;5:11722.
6) Short KR et al. Decline in skeletal muscle mitochondrial function with aging in humans. Proc Nat Acad Sci U S A 2005;102(15):5618-23.
7) Kuwahara H et al. Oxidative stress in skeletal muscle causes severe disturbance of exercise activity without muscle atrophy. Free Radic Biol Med 2010;48(9):1252-62.
8) Yamakura F, Kawasaki H. Post-translational modifications of superoxide dismutase. Biochim Biophys Acta 2010;1804(2):318-25.
9) Koike M et al. Superoxide dismutase activity is significantly lower in end-stage osteoarthritic cartilage than non-osteoarthritic cartilage. PloS One 2018;13(9):e0203944.
10) Sinaki M. Exercise for patients with osteoporosis:management of vertebral compression fractures and trunk strengthening for fall prevention. PM R 2012;4(11):882-8.
11) Hongo M et al. Effect of low-intensity back exercise on quality of life and back extensor strength in patients with osteoporosis:a randomized controlled trial. Osteoporos Int 2007;18(10):1389-95.

11 卵巣のアンチエイジング

Keyword
原始卵胞
染色体不分離
抗ミュラー管ホルモン
妊孕性
プレコンセプションケア

POINT

👤 卵巣のエイジングは，卵子の数の減少と質の低下の両方からなる．卵子が出生後あらたに作られないこと，原始卵胞の状態で長期間卵巣内に維持されていることがエイジングと深く関わる．

👤 卵巣のエイジングには大きな個人差がある．卵巣のエイジングのメカニズムはいまだ明らかではないが，遺伝的因子と環境因子の相互作用により規定されると考えられている．卵子数の指標として最近，抗ミュラー管ホルモンが注目されている．

👤 全身の健康状態や生活習慣は卵巣機能に影響を及ぼすため，挙児努力をはじめる前からの全身状態の管理すなわちプレコンセプションケアが卵巣のアンチエイジングに有効な可能性がある．

卵巣のエイジングとは

　卵巣のエイジングは，卵子の数の減少と質の低下の両方からなる．**図1**に卵巣のエイジングとそれに伴う生殖状態の変化の概念図を示す[1]．

　卵子数は胎生4カ月時に最多の600〜700万個とされており，その後あらたに作られることはない．卵子は体細胞である顆粒膜細胞に包まれ卵胞という構造を形成する．この顆粒膜細胞は，卵子と傍分泌作用およびギャップジャンクションを介した直接作用により相互作用し，正常な卵子成熟に必須である．**図2**に卵胞発育の模式図を示す[1]．大多数の卵子は原始卵胞として休眠状態で存在しており，原始卵胞プールの大きさがすなわち卵子数

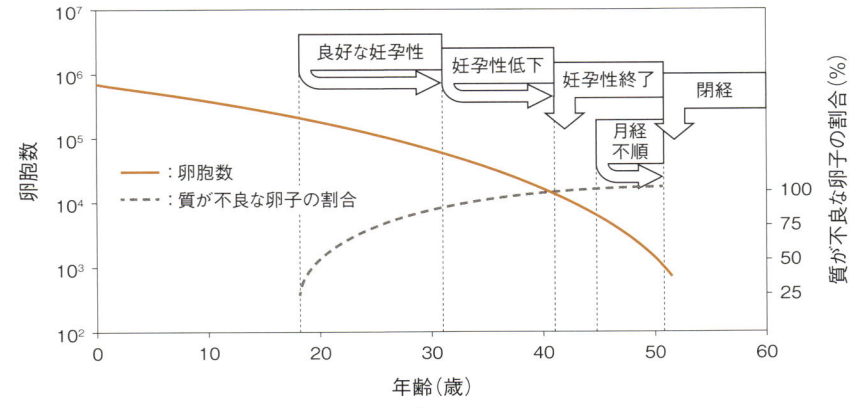

図1 卵巣のエイジングと生殖状態の変化[1]

原田美由紀　大須賀穣 Miyuki HARADA and Yutaka OSUGA　東京大学大学院医学系研究科産婦人科学

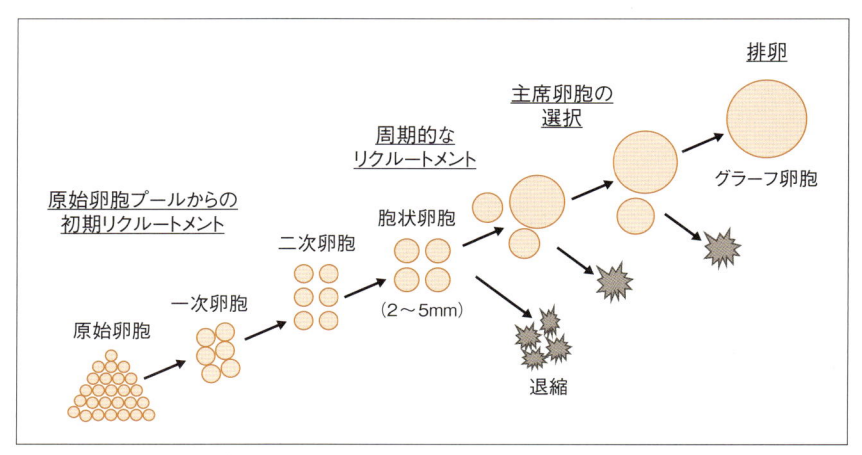

図2 卵胞発育の過程[1]

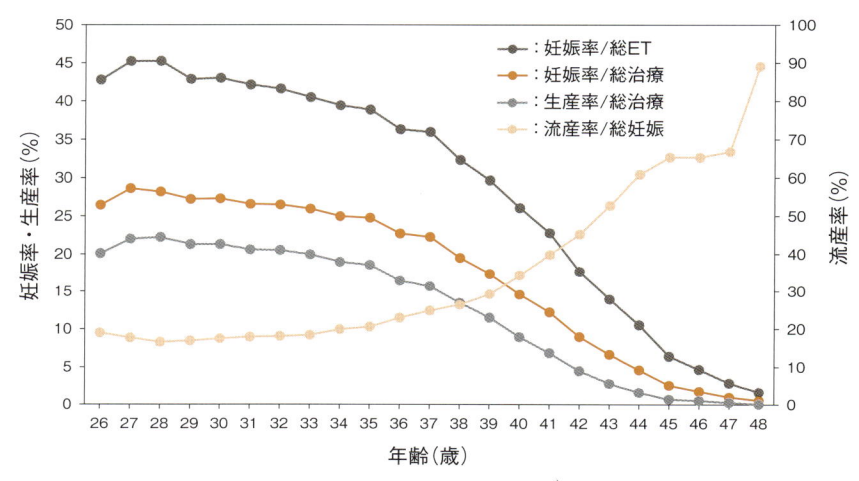

図3 わが国における生殖補助医療による成績（2016 年）[4]
ET：胚移植，治療：ART 治療周期.

を示す．そして以降の胎生期に原始卵胞のアポトーシスによる急速な減少を認め，出生時には 100〜200 万個にまで減少する．その後は徐々に減少し初経時には 30〜40 万個となり，以降年齢とともに加速しながら減少し閉経時には 1,000 個以下となる．日本人女性の閉経年齢は 51 歳前後である．

　数の減少に伴い，卵子の質の低下も認める．妊孕性は 30 歳代から徐々に低下することが知られており，遅くともこの頃には質の低下が始まっていると考えられる[2]．卵子の質の低下は，減数分裂時の染色体の不分離に起因すると考えられている[3]．卵子は成人卵巣内において一次卵母細胞の第一減数分裂中期で休止しており，月経周期における排卵刺激である脳下垂体からの黄体化ホルモン（luteinizing hormone：LH）サージにより減数分裂を再開し，第一，第二減数分裂を経て成熟卵子となる．年齢とともに減数分裂時の染色体不分離の頻度が増加することにより染色体の数的異常の頻度が増加する[3]．**図3**に日本産科婦人科学会生殖補助医療（ART）登録データを示す[4]．30 歳代からの妊娠率低下とともに，

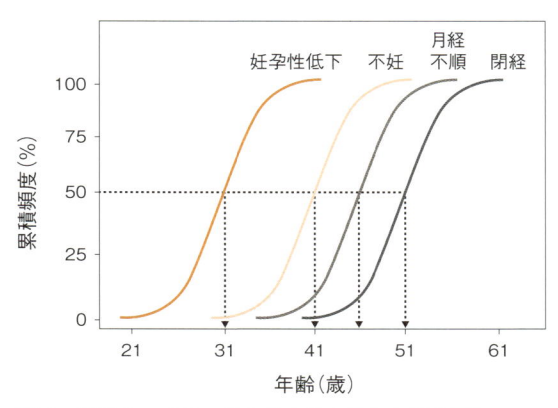

図4 卵巣のエイジングの個人差を示した概念図[5]

35歳以降，流産率の増加を認めている．流産の主たる原因は受精卵の染色体異常にあり，加齢に伴う卵子の質の低下を反映するデータである．

卵巣のエイジングのメカニズム

興味深いことに，卵巣のエイジングには大きな個人差がある[5]（**図4**）．卵巣のエイジングのメカニズムはいまだ明らかではないが，遺伝的因子と環境因子の相互作用により規定されると考えられている[2]．

遺伝的因子により個人に元来備わる卵子数が規定される．このことは母娘間，姉妹間，あるいは一卵性双生児間の自然閉経年齢が相関するという現象に反映されており，実際これまでに，閉経年齢と関連する遺伝子座がゲノムワイド関連解析（genome-wide association study：GWAS）により複数同定されている[6]．

環境因子は数の減少，質低下の双方に影響する．**図2**に示したように，胎生期に作られた原始卵胞はその後発育段階へとリクルートされるまで数十年にわたり休眠状態で卵巣内に存在しており，このことが環境因子によるエイジングに深く関与する．細胞活動により生じる酸化ストレスの蓄積などによる卵子へのダメージや顆粒膜細胞の質低下，卵巣間質

---

column 妊孕性温存治療

抗がん剤投与や全身・骨盤照射を含む放射線治療は卵巣のエイジングを早め，場合によっては不可逆的な卵巣機能廃絶をもたらす．このような症例に対して，がん治療前あるは治療中に将来の妊娠に備えて卵子や受精卵（パートナーがいる場合），卵巣組織を凍結し妊孕性温存をはかるがん生殖医療の普及が進んでいる．2017年7月に日本癌治療学会より「小児，思春期・若年がん患者の妊孕性温存に関する診療ガイドライン」が発刊され，普及がいっそう加速することが期待される．

一方，このような医学的な理由ではなく，現時点で挙児希望のない健康な女性が卵巣のエイジングを懸念して将来の妊娠に備えて自身の卵子を凍結する，いわゆる社会的凍結も関心を集めている．妊娠に良好な卵子が必要であることはもちろんであるが，卵子凍結の安全性・有効性，長期の凍結保存に伴うコストや管理法，ならびに高年齢での妊娠出産の周産期リスクを考慮に入れた十分な議論が必要である．

の線維化や慢性炎症に伴う卵胞周囲の微小循環の低下などがエイジングに寄与すると考えられる[1,2,7,8]. さらに加齢に伴いミトコンドリアゲノム欠失の頻度が卵子, 顆粒膜細胞の両方において上昇することが明らかになっており, これに起因するエネルギー代謝異常もまたエイジングにおいて重要な役割を果たす[9].

　そしてエイジングを引き起こすのは, 加齢に伴う不可避の変化のみではない. 生活習慣や全身の健康状態が卵巣機能に影響を及ぼすことが, 最近明らかとなってきた[10]. たとえば喫煙は卵巣のエイジングを加速し, 卵巣内卵胞数を減少させ閉経を早める, 自然妊娠率を低下させる, ART 成績を低下させる, などの悪影響をもたらす[11]. その機序として卵巣間質の血流減少や卵胞への酸化ストレスの蓄積などが想定されている. また, ビスフェノールAなどの内分泌攪乱物質も卵子の質を低下させることが動物実験の結果から示唆されている. これらの化学物質以外にも, 栄養や代謝状態と卵巣機能との密接な関連が示されている. 肥満女性では排卵障害をしばしば認めるが, 順調な排卵を認める肥満女性においてさえも妊孕性は低下している. そして, ART における妊娠率は肥満患者で低いが, ドナー卵子を使用して ART を行った場合には非肥満患者と遜色ない成績を認めており, このことは肥満女性における卵子の質低下を示唆している[12]. その機序として, 肥満女性の卵胞において蓄積した種々の代謝産物や, 慢性炎症により惹起される顆粒膜細胞, 卵子におけるミトコンドリア機能異常, 小胞体ストレス活性化が想定されている[13,14].

卵巣のエイジングのマーカー

　卵子の質を反映するマーカーは, 現時点では存在しない. したがって, 個人の妊孕性を予測するマーカーはない.

　卵子の数を反映するマーカーとして, 従来卵胞期初期(月経中)の血清卵胞刺激ホルモン(follicle-stimulating hormone：FSH)値測定や超音波断層法による胞状卵胞数(antral follicle count：AFC)測定が用いられてきた. しかし, 月経周期の限られた時期にしか測定できないこと, また AFC については測定者間のばらつきがあること, などの問題点があった.

　近年, 抗ミュラー管ホルモン(anti-Müllerian hormone：AMH)の卵子数マーカーとしての意義が明らかとなってきた[1,15]. AMH は元来胎生期のミュラー管退縮作用により知られてきたが, 出生後においては生理的状態では小胞状卵胞の顆粒膜細胞からのみ産生される. したがって AMH 分泌量は小胞状卵胞数に相関し, 小胞状卵胞数は原始卵胞数と相関するため, AMH が原始卵胞プールの大きさ, すなわち卵子数を反映するマーカーとなる. 臨床の場面においては, 血清 AMH 値は月経周期内での変動が小さいためいつでも測定可能という利点がある. ただし, 現時点で確立している血清 AMH 値の臨床的意義は, 不妊治療中の調節卵巣刺激における卵巣の反応性予測のみであり, 閉経年齢予測などにおける意義は確立していない. また, AMH の測定系が確立していない, 年齢ごとの正常値が不明である, などの問題点があり, さらなる研究の進捗が待たれる.

卵巣のアンチエイジング

　わが国のような女性の挙児年齢が高年齢化している社会においては, 妊孕性維持のために卵巣のアンチエイジングのニーズはとくに高いといえる. しかし, 上記のように卵巣の

エイジングのメカニズムがいまだ明らかでないため，残念ながら現時点で有効性が確立しているエイジング予防法はない．

　有効性の期待できる薬物療法として，以下のようなものがあげられる．第1に，加齢に伴う酸化ストレス蓄積の軽減を目的とした抗酸化剤の投与である[16,17]．ビタミンCやE，メラトニン，コエンザイムQ10などの効果の検証が実験動物や人間への投与により行われているが，その結果は一貫していない．著者らは，多発性硬化症治療薬として2017年よりわが国で販売開始されたフマル酸ジメチル（Dimethylfumarate：DMF）が酸化ストレス防御機構 Kelch like ECH associated protein 1（Keap1）/NF-E2 related factor 2（Nrf2）system に作用することにより抗酸化作用を発揮することに着目した．32週齢のBalb/cマウスに16週間DMFを投与することにより，48週齢時点での原始卵胞数，血清AMH値はコントロール群に比し有意な改善を認めた[18]．第2に，加齢に伴うミトコンドリア機能低下をターゲットとして，前出のコエンザイムQ10やラパマイシン，レスベラトロールなどの効果が検証されている[9]．またメカニズムの項で述べたように，小胞体ストレスの活性化もエイジングへの関与が報告されている．著者らは最近，他疾患モデルマウスを用いた検討ではあるが，小胞体ストレス阻害効果を持ち肝庇護剤としてイタリアなどで市販されているタウロウルソデオキシコール酸（Tauroursodeoxycholic acid：TUDCA）が卵巣間質線維化を改善することを見出した[19]．卵巣のエイジングを惹起するメカニズムは多岐にわたっていると考えられるため，個々の経路に働きかける薬物の併用療法なども今後考慮されるかもしれない．

　また，生活習慣への介入による効果も期待できる[10]．卵巣のアンチエイジングという観点から，禁煙が推奨されるであろう．また，代謝や栄養状態が卵巣機能に影響するという知見からは，肥満女性の体重管理が効果的と考えられる．また最近 advanced glycation end products（AGEs）と卵巣機能低下の関連が報告されている．AGEsには内因性に産生されるものと食事から摂取されるものがあり，AGEsを多く含むバーベキューや直火焼きなどの高温で調理された料理を控えるなどの対策も考えられるかもしれない[16,20]．挙児努力をはじめる前からの全身状態の管理，すなわちプレコンセプションケアが卵巣のエイジングを少しでも遅らせ，ひいては妊孕性の維持につながると考えられる．

文献

1）Broekmans FJ et al. Ovarian aging:mechanisms and clinical consequences. Endocr Rev 2009;30（5）:465-93.

2）Strauss JF 3rd and Williams CJ. Ovarian Life Cycle. Strauss JF 3rd and Barbieri RL. Yen & Jaffe's Reproductive Endocrinology. 8th ed. ELSEVIER;2019. p.167-205.

3）Jones KT. Meiosis in oocytes:predisposition to aneuploidy and its increased incidence with age. Hum Reprod Update 2008;14（2）:143-58.

4）日本産科婦人科学会生殖補助医療（ART）データ登録，2016.

5）te Velde ER, Pearson PL. The variability of female reproductive ageing. Hum Reprod Update 2002;8（2）:141-54.

6）Wood MA, Rajkovic A. Genomic markers of ovarian reserve. Semin Reprod Med 2013;31（6）:399-415.

7）Warburton D. Biological aging and the etiology of aneuploidy. Cytogenet Genome Res 2005;111（3-4）:266-72.

8）Briley SM et al. Reproductive age-associated fibrosis in the stroma of the mammalian ovary. Reproduction 2016;152（3）:245-60.

9）May-Panloup P et al. Ovarian ageing:the role of mitochondria in oocytes and follicles. Hum Reprod Update 2016;22(6):725-43.

10）Fleming TP et al. Origins of lifetime health around the time of conception:causes and consequences. Lancet 2018;391(10132):1842-52.

11）Dechanet C et al. Effects of cigarette smoking on reproduction. Hum Reprod Update 2011;17(1):76-95.

12）Luke B et al. Female obesity adversely affects assisted reproductive technology(ART)pregnancy and live birth rates. Hum Reprod 2011;26:245-52.

13）Wu LL et al. Mitochondrial dysfunction in oocytes of obese mothers:transmission to offspring and reversal by pharmacological endoplasmic reticulum stress inhibitors. Development 2015;142(4):681-91.

14）Takahashi N et al. A Potential Role for Endoplasmic Reticulum Stress in Progesterone Deficiency in Obese Women. Endocrinology 2017;158(1):84-97.

15）Loh JS, Maheshwari A. Anti-Mullerian hormone--is it a crystal ball for predicting ovarian ageing? Hum Reprod 2011;26(11):2925-32.

16）Meldrum DR et al. Aging and the environment affect gamete and embryo potential:can we intervene? Fertil Steril 2016;105(3):548-59.

17）Tamura H et al. Long-term melatonin treatment delays ovarian aging. J Pineal Res 2017;62(2).

18）Akino N et al. Activation of Nrf2/Keap1 pathway by oral Dimethylfumarate administration alleviates oxidative stress and age-associated infertility might be delayed in the mouse ovary. Reprod Biol Endocrinol 2019;17(1):23.

19）Takahashi N et al. Activation of Endoplasmic Reticulum Stress in Granulosa Cells from Patients with Polycystic Ovary Syndrome Contributes to Ovarian Fibrosis. Sci Rep 2017;7(1):10824.

20）Merhi Z. Advanced glycation end products and their relevance in female reproduction. Hum Reprod 2014;29(1):135-45.

12 精巣のアンチエイジング

Keyword
テストステロン
LOH 症候群
メタボリック症候群
サプリメント

POINT

🔹 男性の加齢に伴うテストステロンの減少から引き起こされる疾患は，加齢男性性腺機能低下(late-onset hypogonadism：LOH)症候群として定義される．

🔹 男性においてテストステロン低下は，狭心症や動脈硬化，肥満，メタボリックシンドローム，認知症などさまざまな疾患の成因や予防に関与していることが示唆される．

🔹 精巣のアンチエイジングのためには，禁煙，適度な運動，節酒などが勧められる．

🔹 男性の健康長寿を考えるうえで，具体的な運動プログラムやサプリメントの効果など，テストステロンを中心としたさらなる研究の発展が望まれている．

はじめに

　加齢とともにテストステロンは減少する．精子は生涯を通じて精原幹細胞から新しく産生されるが，精子もまた老化することが示されてきている．テストステロンの低下から起こってくる男性更年期は，女性における更年期障害と比較すると，閉経というイベントがない．そのため，テストステロンの減少は緩やかであり，テストステロンの減少の程度やそのことによる症状の発現も個人差が大きい．アンチエイジングとしてのテストステロン補充療法(testosterone replacement therapy：TRT)の歴史は古く 19 世紀にさかのぼる．QOL の高い生活維持のために TRT の有効性の再認識が広まりつつある．今後のさらなる高齢化社会を見据え，精巣の健康，ひていはテストステロンの維持がアンチエイジングに重要なインディケーターとなるかもしれない．

テストステロンの作用と経時的変化

　テストステロンとその代謝物の作用は広く，思春期では第二次性徴の発現に必須である．性欲を促し，筋肉の発達，声変わり，体毛や精子形成に関与する．成人においてテストステロンは，筋肉量と強度を保つのに必要であり，また内臓脂肪を減らし，造血作用や認知機能にも関与することが示唆されている[1]．テストステロン値が低下するとインスリン感受性が低くなり，メタボリック症候群の誘因となる．また，性機能，認知機能，気分障害，内臓脂肪の増加，筋肉量の減少，貧血，骨密度の減少を生じ，男性の QOL を著しく低下させる．

　思春期の初期には視床下部から性腺刺激ホルモン放出ホルモン(GnRH)が分泌され，下

井手久満 Hisamitsu IDE　獨協医科大学埼玉医療センター泌尿器科

垂体における黄体化ホルモン（Luteinizing hormone：LH）と卵胞刺激ホルモン（follicle-stimulating hormone：FSH）の分泌上昇を通じて，テストステロン産生を活性化させる．思春期における GnRH の分泌には kisspeptin という peptide や GPR54 という受容体が重要な役割を果たすことが，ノックアウトマウスなどの解析から報告されている[2]．テストステロンは 20 歳ごろまで上昇を続け，以後緩やかに減少をはじめる．加齢に伴い精巣でテストステロンを産生するライディッヒ細胞が減少すること，LH によるライディッヒ細胞の反応性の低下，また GnRH の分泌量が減少することなどにより，テストステロンは低下していく．40 歳の 2〜5％，70 歳の 30〜70％でテストステロン値の低下がみられるとされている[3]．

 ## 加齢による精巣への影響

精巣の体積は 75 歳を越えると，18〜40 歳の男性と比較し約 31％程度小さくなる[4]．組織形態学的な検討では，年齢に伴い精細管が減少し，胚細胞とセルトリ細胞の数が減少する．個人差はあるものの，年齢に伴いライディッヒ細胞も減少する．精液量，総精子数，運動精子数，正常形態精子率などは，35 歳くらいを境にいずれも減少することが示されている[5]．精子の老化のメカニズムとして，加齢によって増加する酸化ストレスにより，精子の DNA にダメージが負荷されていくことが推測されている．実際，精子の DNA 断片化（DNA fragmentation）が増加することにより受精率が低下することや，精子の DNA メチレーションと不妊治療との結果が関連することなどが報告されている[6]．また，精液は主に精嚢腺から分泌されるが，加齢によって精嚢容積が減少する[7]．

 ## テストステロン低下と男性更年期

加齢に伴いテストステロン値が低下することにより生じる疾患を加齢男性性腺機能低下症候群（late onset hypogonadism syndrome：LOH 症候群）とよぶ[8]．LOH 症候群の症状のうち特異的なものはないが，morning erection の低下，性欲の低下，勃起不全がそろうと

---

column　LOH症候群の治療

「LOH 症候群診療の手引き」では，TRT の適応として，血中遊離テストステロン値が 8.5 pg/mL 未満の場合としている[8]．わが国で現在，使用可能なテストステロン製剤は，注射剤としてのエナント酸テストステロン（エナルモンデポ），グローミンなどの男性ホルモン軟膏がある．TRT ではエナルモンデポ 125〜250 mg を 2〜4 週ごとに投与する．投与量，投与間隔は患者の症状や年齢にあわせて増減する．TRT の効果として気分，意欲，うつ症状，性欲，健康感の改善が認められる．また，インスリン感受性が改善し，体脂肪が減少，筋肉量の増加，骨密度が上昇，下部尿路症状（Lower Urinary Tract Symptoms：LUTS）も

改善がみられる．65 歳以上の高齢者でも，テストステロンゲル（50 mg/day），プラセボの 2 群に無作為割り付けを行った二重盲検臨床試験では，TRT により，膝関節伸展筋力の有意な増加，BMI の増加と脂肪量の減少，高齢虚弱傾向にある男性で，身体機能の改善，QOL 指標（身体症状，性機能症状）の改善がみられた[10]．テストステロン補充療法の副作用としては，多血症，まれではあるが，睡眠時無呼吸症候群の悪化，肝障害などがある．TRT により前立腺癌の発生が増加したというエビデンスはないが，PSA 2 ng/mL 以上では一般的に TRT は行わない[8]．

表 1 Aging Males' Symptoms(AMS)スコア[8]

1	総合的に調子が思わしくない(健康状態，本人自身の感じ方)
2	関節や筋肉の痛み(腰痛，関節痛，手足の痛み，背中の痛み)
3	ひどい発汗(おもいがけず突然汗が出る，緊張や運動とは関係なくほてる)
4	睡眠の悩み(寝つきが悪い，ぐっすり眠れないなど)
5	よく眠くなる，しばしば疲れを感じる
6	いらいらする(あたり散らす，ささいなことにすぐ腹を立てる，不機嫌になる)
7	神経質になった(緊張しやすい，精神的に落ち着かないなど)
8	不安感(パニック状態になる)
9	からだの疲労や行動力の減退(全般的な行動力の低下，余暇活動に興味がないなど)
10	筋力の低下
11	憂うつな気分(落ち込み，悲しい，涙もろい，意欲がわかないなど)
12	「人生の山は通り過ぎた」と感じる
13	「力尽きた」「どん底にいる」と感じる
14	ひげの伸びが遅くなった
15	性的能力の衰え
16	早朝勃起の回数の減少
17	性欲の低下(セックスが楽しくない，性交の欲求がおきない)

＊各項目を，ない1点，軽い2点，中程度3点，重い4点，極めて重い5点で集計する.
＊合計点で男性更年期障害の症状の重症度をみる：17〜26点「ない」，27〜36点「軽度」，37〜49点「中等度」，50点以上「重症」.

LOH 症候群が強く疑われる．LOH 症候群の診断には，Aging Males' Symptoms(AMS)スコアが国際的に用いられている(**表1**)．加齢男性でのテストステロン減少は，抑うつ状態，性機能低下，認知機能の低下，骨粗鬆症，心血管疾患，内臓脂肪の増加，インスリン抵抗性の悪化，high density lipoprotein cholesterol(HDL)の低下，総コレステロール値と low density lipoprotein cholesterol(LDL)の上昇に寄与し，メタボリック症候群，心血管系疾患，糖尿病，呼吸器疾患のリスクファクターになる[9].

 ## 精巣のアンチエイジング対策

肥満に高血糖・高血圧・高脂血症のうち2つ以上を合併した状態であるメタボリック症候群は，糖尿病や心血管疾患のリスクを増やす．メタボリック症候群は年齢とともに増加し，また女性より男性に多い．テストステロンの低下はメタボリックシンドロームの進行に関与している．逆に体重や BMI が減少すればテストステロンは上昇する．TRT は多くの臨床研究で総脂肪量を減少させることが示されている[11]．糖尿病患者の65％はなんらかの心血管障害の合併により死亡するが，その原因である高インスリン血症(インスリン抵抗性)や肥満はテストステロンの低下に関与している[9]．精巣・精子は35歳という比較的早期より老化が始まり，パートナーの妊娠率に影響を及ぼす．身体活動レベルの低い男性は，総精子数が23％低いという研究があり，精巣や精子のアンチエイジングも生活習慣と密接に関連している[12]．喫煙は，精子にさまざまなダメージを与える．喫煙しない男性と比べて喫煙する男性の精液量は平均0.12 mL，精子濃度は平均892万/mL，運動率は平均3.48％，正常形態率は平均1.37％低下することが報告されている[13]．また，飲酒の習慣がない男性に比べて飲酒する習慣がある男性は精液量が平均0.25 mL，精子の正常形態率が平均1.87％低下し，とくに毎日飲酒するグループでは正常形態率が悪化する[14]．アルコールが代謝される過程で産生されるアセトアルデヒドや代謝過程で生じる活性酸素が，造精機能へダメージを与えることが示唆されている.

精巣に効果のあるサプリメント

　長期間のビタミン E の投与は，加齢に関連したステロイド合成の低下を緩やかにする．グルタチオンはライディッヒ細胞の老化を防ぐ，最も大事な抗酸化物質であり，実験レベルでグルタチオンを減少させるとライディッヒ細胞のレドックス環境が変化し，テストステロン産生が減少することが報告されている[15]．

　抗酸化作用のあるコエンザイム Q10（CoQ10）とビタミン C，E を男性不妊症患者 169 名に投与した報告では，精子濃度は CoQ10 とビタミン C，E 使用前（30.8±40.8 百万/mL）と比較して，1 カ月後（38.1±43.9 百万/mL），3 カ月後（37.5±54.0 百万/mL），6 カ月後（49.0±59.0 万/mL）と有意に改善を認めた．精子運動率は使用前（25.2±18.1%）と比較して，1 カ月後（35.0±21.9%），3 カ月後（39.1±20.3%），6 カ月後（41.3±22.1%）と有意に改善を認めた[16]．

　レスベラトロールは赤ワインやピーナッツの赤皮などに多く含まれるポリフェノールとして広く知られ，サーチュイン活性化を介したアンチエイジング効果など多くの研究報告がなされている．泌尿器疾患における有用性は動物実験レベルの報告が多いが，2005 年にスペインのグループは，レスベラトロールが健常ラットの精子数を上昇させ，男性ホルモンの合成経路を活性化することを示唆した[17]．また，糖尿病のラットモデルにおいて，レスベラトロール単独あるいは PDE5 阻害薬のひとつであるバルデナフィル併用による ED 改善効果が示されている[18]．

　ピクノジェノールは，大西洋沿岸に生育するフランス海岸松とよばれる松の樹皮より抽出されたポリフェノールで，強い抗酸化作用を有する．70% の procyanidins，カテキン，エピカテキンのオリゴマーを含有する．ED に対しては，ピクノジェノールと L-アルギニン，アスパラギン酸からなる Prelox というサプリメントで効果が確認されている．124 名を対象とした 6 カ月以上の検討では，統計学的有意にテストステロンを上昇させ，国際勃起機能スコア（International Index of Erectile Function：IIEF）を改善させた[19]．日本でも Edicare というピクノジェノール含有サプリメントが検証され，同様の効果が報告されている[20]．Kobori らは男性不妊症患者を対象にピクノジェノールと L-アルギニンのサプリメントが精子濃度を上昇させる可能性を報告している[21]．

おわりに

　精巣機能の維持は，テストステロンの維持につながり，そのことが ED や LOH 症候群を引き起こすメタボリック症候群などのさまざまな慢性疾患の予防に有用である．また，テストステロンは強力なアンチエイジング作用をもったホルモンであり，加齢に伴うテストステロンの低下を防ぐ，あるいはテストステロンの低下をより緩やかにするために，食生活や運動などのライフスタイルの改善が健康寿命の延伸につながるかもしれない．疾患予防やアンチエイジングの視点から，テストステロンのさらなる機能解析や臨床応用の発展が望まれている．

文献

1）Bagatell CJ, Bremner WJ. Androgens in men:uses and abuses. N Engl J Med 1996;334:707-14.

2）Kuohung W, Kaiser UB. GPR54 and KiSS-1:role in the regulation of puberty and reproduction. Rev Endocr Metab Disord 2006;7:257-63.

3）Morley JE, Perry HM 3rd. Andropause:an old concept in new clothing. Clin Geriatr Med 2003;19:507-28.

4）Gunes S et al. Effects of aging on the male reproductive system. J Assist Reprod Genet 2016;33:441-54.

5）小堀善友, 岡田　弘. 精巣・精子のアンチエイジング. 臨床泌尿器科 2013；67：1067-71.

6）Humm KC, Sakkas D. Role of increased male age in IVF and egg donation:is sperm DNA fragmentation responsible? Ferteil Steril 2013;99:30-6.

7）Hayakawa T et al. Significant changes in volume of seminal vesicles as deter-mined by transrected sonography in relation to age and benign prostatic hyperplasia. Tohoku J Exp Med 1998;186:193-204.

8）日本泌尿器科学会, 他(編). 加齢男性性腺機能低下症候群―LOH 症候群―診療の手引き. じほう；2007.

9）Ide H et al. Diabetes and LOH syndrome, Springer Nature, 2018:167-76.

10）Srinivas-Shankar U et al. Effects of testosterone on muscle strength, physical function, body composition, and quality of life in intermediate-frail and frail elderly men:a randomized, double-blind, placebo-controlled study. J Clin Endocrinol Metab 2010;95:639-50.

11）Allan CA, McLachlan RI. Androgens and obesity. Curr Opin Endocrinol Diabetes Obes 2010;17:224-32.

12）Zou P et al. Semen Quality in Chinese College Students:Associations With Depression and Physical Activity in a Cross-Sectional Study. Psychosom Med 2018;80:564-72.

13）Sharma R et al. Cigarette Smoking and Semen Quality:A New Meta-analysis Examining the Effect of the 2010 World Health Organization Laboratory Methods for the Examination of Human Semen. Eur Urol 2016;70:635-45.

14）Ricci E et al. Semen quality and alcohol intake:a systematic review and meta-analysis. Reprod Biomed Online 2017;34:38-47.

15）Wang Y et al. Steroidogenesis in Leydig cells:effects of aging and environmental factors. Reproduction 2017;154:R111-22.

16）Kobori Y et al. Antioxidant cosupplementation therapy with vitamin C, vitamin E, and coenzyme Q10 in patients with oligoasthenozoospermia. Arch Ital Urol Androl 2014;86:1-4.

17）Juan ME et al. trans-Resveratrol, a natural antioxidant from grapes, increases sperm output in healthy rats. J Nutr 2005;135:757-60.

18）Fukuhara S et al. Vardenafil and resveratrol synergistically enhance the nitric oxide/cyclic guanosine monophosphate pathway in corpus cavernosal smooth muscle cells and its therapeutic potential for erectile dysfunction in the streptozotocin-induced diabetic rat:preliminary findings. J Sex Med 2011;8:1061-71.

19）Ledda A et al. Investigation of a complex plant extract for mild to moderate erectile dysfunction in a randomized, double-blind, placebo-controlled, parallel-arm study. BJU Int 2010;106:1030-3.

20）Aoki H et al. Clinical assessment of a supplement of Pycnogenol[®] and L-arginine in Japanese patients with mild to moderate erectile dysfunction. Phytother Res 2012;26:204-7.

21）Kobori Y et al. Improvement of seminal quality and sexual function of men with oligoasthenoteratozoospermia syndrome following supplementation with L-arginine and Pycnogenol[®]. Arch Ital Urol Androl 2015;87:190-3.

ライフスタイル・食事

13 運動とアンチエイジング

Keyword
テストステロン
加齢男性性腺機能低下
　（LOH）症候群
運動ストレス性低テスト
　ステロン症（ESLT）
去勢抵抗性前立腺がん

POINT

- 運動のバイオマーカーとしてテストステロンが注目されている．

- わかりやすい運動量として，毎月の移動距離がある．万歩計などで容易に測定できる．更年期以降の場合は，毎月 100～120 km 程度の歩行（早歩き）があると，もっともテストステロンが高い．

- 過剰な運動が低テストステロンになることは知られておらず，心臓などの負担のほか，精子の能力も落ちてしまう．

- テストステロンにもっとも影響をうける前立腺がんにおいても，毎月 100～120 km の歩行を続けていると，がんの進行・死亡率が有意に低下する．

はじめに

　日本メンズヘルス医学会は，テストステロンを測定することにより男性に著しい低テストステロン症があることをつきとめ，加齢男性性腺機能低下（late onset hypogonadism：LOH）症候群としてガイドラインを作成した．たしかに，実際の診療で，LOH 症候群の患者は運動量が著しく低いことが目立つ．しかし一方で，海外スポーツ医学界では長距離走選手の低テストステロン症が注目される．言い換えれば，運動は過小でも過剰でも低テストステロン症を引き起こしやすく，適切な運動量が存在する．これらのことから，適正な運動量は 1 カ月あたり 120 km 程度の歩行である．さらに，この適正な運動量は，前立腺がんの進行にも有意な抑制を示している．10 年間の前立腺がん患者の経過観察をすると，適正運動量群は，進行・がん死ともに抑制される．著者は，日本メンズヘルス医学会で運動量に関する研究を行っている．

 ## 運動とテストステロン

1．理想的な運動量としての早歩き距離

　日本人の理想的な早歩き距離を，テストステロンの観点から調査した論文はない．このため，著者の統計データを示す．**図 1** は，45～55 歳の男性ランナーを集めて，過去 3 カ月のランニング距離と総テストステロン値について調べたものである[1]．**図 1-A** に示されるように，100～120 km が最も総テストステロン値が高値である．テストステロンは，QOLをあげるだけでなく，心血管障害の発現とも関係があるため，この距離の運動量がもっと

奥井伸雄 Nobuo OKUI　よこすか女性泌尿器科・泌尿器科クリニック

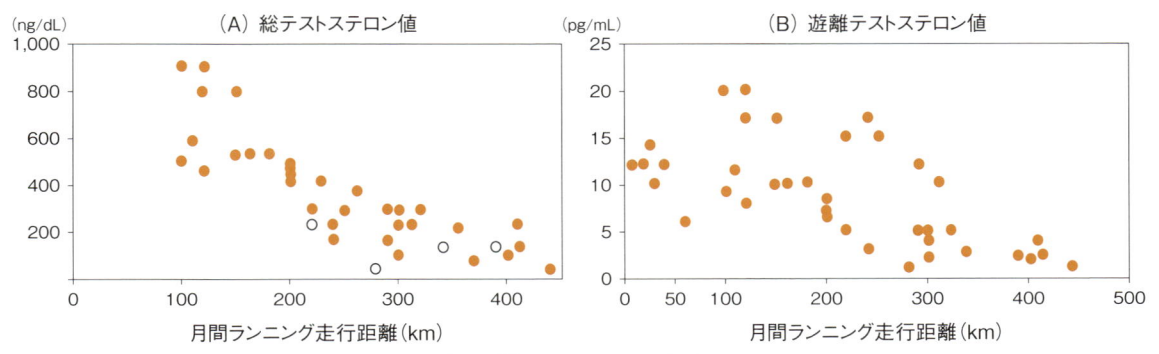

図 1　ランニング走行距離とテストステロン値（文献[1,2]から許諾を得て転載）
A：総テストステロン値，B：遊離テストステロン値.
白丸は循環器症状があった患者を示す.

も健康によいといえる.

　次に，遊離テストステロン値については，**図 1-B** に示されるように，100〜120 km が最も高値になる[2]．この研究で注目すべきは，走った距離が 30 km 未満のグループと月間 200 km 以上のグループが，テストステロン値が低値であることである．とくに，月間 400 km を超えると，総テストステロン値，遊離テストステロンともに，きわめて低値になる.

2．月間の運動が 30 km 未満は LOH 症候群を示す

　月間の運動量が少なく低テストステロン症を示す症例について，その症状を調べると LOH 症候群を示す．一方で，月間の運動量が過剰なために起こる低テストステロン症を示す症例は，LOH 症候群とは異なる症状を示す．このため，著者は，後者を運動ストレス性低テストステロン症（exercise stress low testosterone：ESLT）と名づけて研究をしている.

　図 2 には，Agingmales' symptoms（AMS）スコアにて LOH 症候群と ESLT を比較した結果をあげる．AMS スコアは，17 項目からなる自己記入式質問紙で，心理的因子，身体的因子，性機能因子の 3 つの因子で構成されている．LOH 症候群と ESLT の違いは，LOH 症候群は心的なストレスが顕著であることに対して，ESLT は運動による身体的ストレスが大きいことである[3]．治療方法としては，男性ホルモン補充をするのではなく，運動量を減らし，漢方（補中益気湯）を内服することが効果的である[4].

3．過剰な運動による ESLT は，精子にも影響を与える

　ESLT は精子の運動率を下げることになる．これは，長距離ランナーの不妊治療につい

---

column 1　海外の研究は距離ではなく時間と負荷

　日本は万歩計が一般的で，多くの高齢者が使用している．しかし，海外では日本ほど流行していない．このため，前立腺がんの進行と運動の研究に関しては，時間と負荷で調べることが多い．アメリカの論文[6]では，運動をよく行う患者とそうでない患者について比較している．それによると，まったく運動しない患者の前立腺がん死亡リスクを 1 とすると，週 3 時間以上のランニング・水泳・テニスといった強い運動によりそれは 0.39 になる.

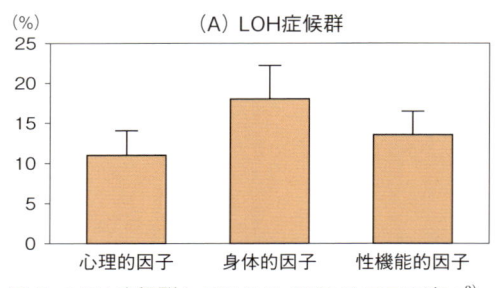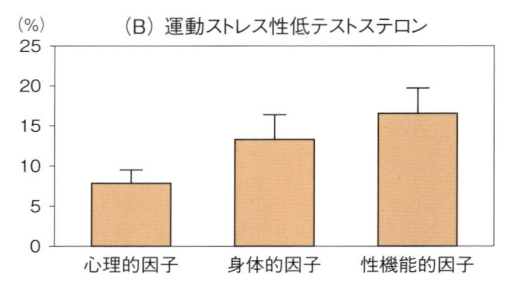

図2 LOH症候群とESLTのAMSスコアの違い[3]

A：LOH症候群，B：ESLT.

LOH症候群とESLTは，その訴えが大きく異なる．LOH症候群は，ストレスなどの心的な要因で発症することが多いため，心理的因子が訴えに大きく目立つ．ESLTは，身体にストレスをかけているものの，心的なストレスで発症するものではないので，身体的因子や性機能的因子がめだってくる.

表1 ESLTと精子数[3]

項目		治療前	治療後
月間走行距離		400 km	120 km
総テストステロン（ng/dL）		120	602
精液	液量　mL	8	6
	pH	7.2	8.0
	精子濃度（$\times 10^6$）	34.1	25.0
	精子正常形態率（％）	26.1	80
	精子運動率（％）	46	60

ESLTを示す40歳男性の精子の状態（治療前と治療後）．治療は運動メニューの変更のみ．ホルモン補充療法は実施していない.

て相談を受けるうちに，男性側の精子が問題で妊娠に至らないケースに出会うことが多いことから調査を行った．症例を**表1**に示す[3]．過剰な運動により精子の運動率が下がり，適正な運動量にすることで正常化している．この際に，目標としたのは1カ月あたり120km程度のジョギングである.

4. 高齢者にも適正な月120km

厚生労働省は，健康日本21で日本人の理想的な身体活動・運動を呈示している．ここでは，70歳以上の高齢者男性に対して1日6,700歩を目標としている．この報告書では，高齢者では1,300歩あたり15分の歩行時間に相当し，距離が650〜800 mにあたる．1カ

---

column 2 運動による前立腺抑制論文はじつはどれも同じレベルの運動量

週3時間以上の強い運動と1時間未満のものを比較した論文を検証してみる．高齢者のランニングの距離から週3時間以上の強い運動は，21 km以上に相当する．当然，運動強度によるエネルギー代謝の問題があるので，距離だけでは比較できないが，この運動量は1年間52週間で1,092 km以上，1カ月では90 km以上に相当する．日常生活の歩行量を勘案すると，120 km以上の移動をしているかと推測できる．結局のところ，前立腺がんを抑えることができるような運動は，同じ程度の運動負荷を意味する.

月 30 日とすると，100〜124 km に相当する．

 ## 適正な運動量による前立腺がんの抑制

　適正な運動量は，以前より前立腺がんの進行や死亡率を抑制することが報告されていた．そこで，日本人に関する統計[5]を紹介する．その前に，前立腺に関する説明をする．

1．去勢抵抗性前立腺がんとは

　前立腺がんは，患者数が増加している疾患である．手術のほかは内分泌療法による治療が有効で，アンドロゲンによりがんが増幅するシステムに対して，精巣からのアンドロゲンの分泌を低下させる注射薬 LH-RH アンタゴニストまたは LH-RH アゴニストと，抗アンドロゲン剤が同時に用いられる投薬で管理する．これを combined androgen blockade（CAB）療法という．数年間 CAB 療法を継続すると，効果が低下し前立腺がんが進行してくる症例が出現する．これは，去勢抵抗性前立腺がん（Castration resistant prostate cancer：CRPC）といい，長期生存の望めない状態を意味する．CRPC に対する治療法として，エンザルタミド，アビラテロン，カバジタキセルといった新しい治療薬が登場したが，発売直後であるため効果や副作用は長期観察が必要である．

2．適正運動量を前立腺がん患者に指導

　先述したように早歩きなどの運動として，月間 120 km 程度が最も健康によいと考えられる．この距離の運動が，CRPC の発症に対して抑制効果があるかを調査した．2003 年から 2008 年までに登録した前立腺がん患者で，①グリソンスコア（Gleason grading system：GS）GS＝6〜7，②TNM 分類にて T3aNxM1，T3bNxMx，T4NxMx，③根治的前立腺全摘出手術を受けていない，④ホルモン療法 CAB 療法を希望する，の 4 つの条件を満たす男性 101 人を対象とし，観察期間を 10 年間とした．告知から 5 年間の平均が月間 120 km 以上の群と，120 km 未満の群に分けて比較統計的検討を行った．

3．CRPC 発生頻度と死亡は，明らかに適正運動群は良好

　図 3-A は 120 km 以上の群での変化を示している．5 年間は CRPC も前立腺がん死も存在せず，7 年間まで変わらない．8 年間にて他疾患による死亡が 7 人，9 年間で CRPC 1 名発症し，10 年間では CRPC 8 人，前立腺がん死 1 人が認められた．

　図 3-B は 120 km 未満の群を示している．4 年間で CRPC が 11 人，5 年間で CRPC 19 人が発症した．10 年間では CRPC 7 人，前立腺がん死 33 人であった．

　2 つの群の有意差を検証した．8 年間と 10 年間において，2 つの群の CRPC 出現率，お

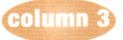 **スウェーデンの研究では太ももサイズで評価**

　デンマークのコペンハーゲン大学のハイトマン医師が報告した論文[7]では，太ももサイズが心臓病と若年者の突然死に相関するという．この研究では，太ももサイズのほかに，コレステロールや体脂肪，喫煙などを検討しているが，太ももサイズは独立した因子と考えるべきだとしている．257 人の男性と 155 人の女性を解析しているデンマークでは，太ももサイズが 55 センチを切る人たちが，若年性突然死と心疾患が 2 倍もあるという．太ももが太いということは，早歩きでテストステロンを大量に太ももで消費できるということである．その意味でも，注目の研究である．

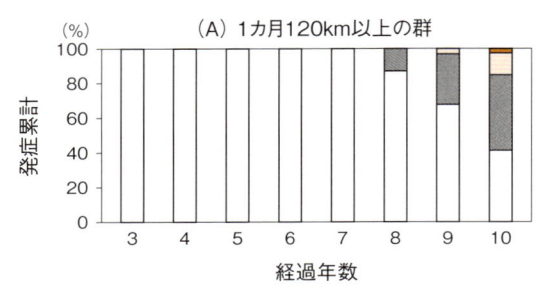
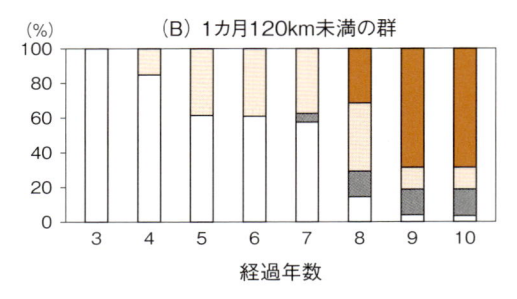

図3 歩行距離と CRPC 発生頻度

凡例:
- ■：CRPC発症あり（前立腺がん死）
- □：CRPC発症あり（生存）
- ■：CRPC発症なし（他疾患にて死亡）
- □：CRPC発症なし（生存）

A：1 カ月 120 km 以上の群，B：1 カ月 120 km 未満の群
1 カ月あたりの歩行距離 120 km 以上の群（A）と 120 km 未満の群（B）での比較[5]．4 つのカテゴリーに色分けしてある．A では，7 年間の観察期間で CRPC を発症したものはいなく，9 年間前立腺がん死はない．対して B では，4 年目に CRPC が出現し，8 年目には前立腺がん死がある．一般的な前立腺がんの自然史と考えられる．

よび総死亡人数においていずれも有意な差があった（$p < 0.001$）．120 km 未満の群を 1.0 とした場合，120 km 以上の群のがん進展リスクは 0.22，がん死亡リスクは 0.02 である．

4. 運動により CRPC 発生が抑制される機序

運動による前立腺がんの抑制効果の理由は，現在のところ明確ではない．しかし，これまでの運動量と血中総テストステロン値が関係していることから，前立腺がんも同様の機序である可能性がある．テストステロンは精巣と副腎から分泌され，アンドロゲン受容体（Androgen receptor：AR）を持つ細胞に能動輸送され，細胞内で AR と結合をする．このため，AR を大量に産生している前立腺がんは，血中総テストステロン値が高い場合は進展して，前立腺がん死につながりやすい．しかし，適正の運動をすれば，下肢が優先してテストステロンが消費されるため，前立腺がんの進行を遅らせる機序になっていると想像している．

 ## メンズヘルス医学と運動量

前立腺がん患者に運動を勧めるためには，男性を診察する可能性のあるすべての診療科，泌尿器科，老年医学，整形外科，内科などが一丸となって運動を指導することが重要である．スポーツとテストステロンという取り掛かりやすいテーマで啓発活動を行うことからはじまり，がんと運動療法という分野にまで認識が広がることを希望している．2020 年に東京オリンピックが開催され，日本全体に運動のモチベーションがあがったいまこそ，患者の意識が大きく変わるチャンスと考える．

文献

1）奥井伸雄．運動の指標としての，テストステロンと性機能評価～運動での突然死，競技成績などに関する考察～．日本性機能学会雑誌 2017；32：27-34.
2）奥井伸雄．長距離走は低テストステロンを招く．神奈川医会誌 2016；43：19-22.
3）奥井伸雄．運動ストレス性低テストステロン症（ESLT）に対する漢方の効果―スポーツと漢方治療の有効性の考察．漢方と最新治療 2018；27：87-91.
4）奥井伸雄．運動ストレス性低テストステロン症．臨床泌尿器科 2019；73（印刷中）

5）奥井伸雄. ウォーキングと去勢抵抗性前立腺がん発症の関係についての研究. 腎臓内科・泌尿器科 2018；8：183-90.

6）Kenfield SA et al. Physical activity and survival after prostate cancer diagnosis in the health professionals follow-up study. J Clin Oncol 2011;29:726-32.

7）Heitmann BL, Frederiksen P. Thigh circumference and risk of heart disease and premature death:prospective cohort study. BMJ 2009;339:b3292. doi:10.1136/bmj.b3292

14 食事とアンチエイジング：カロリー制限/ファスティング

Keyword
エネルギー摂取量
糖質制限食
認知機能低下防止
ケトン体

POINT

● アンチエイジングのための食事法としてカロリー制限（CR）が有力視されており，SIRT1など の幅広い動物種に共通の分子基盤も明らかにされている．また糖質制限食でも，体重減少や血糖 管理など代謝面における有効性が報告されており，健康寿命の延伸効果が期待されている．

● わが国の観察研究の結果から，米や穀類の摂取量の多いことが認知機能に不利に働くことが 示唆されており，その機序として精白米による食後高血糖を介したメカニズムが推察される．ま たケトン体が，認知機能向上に有効である可能性が指摘されている．

● アンチエイジング食の実践としては，極端な食事制限を避けたうえで，過食は慎み腹八分目に 留めることがまず推奨される．また緩やかな糖質制限や，大豆製品，野菜，藻類，牛乳・乳製品， 魚を多く摂取し，精白されていない穀物に切り替えることに加え，蛋白質摂取量を十分に確保し， 脂肪酸など摂取栄養素の"質"にも注意を払うことが望ましい．

はじめに

　食餌として与える総エネルギー量を制限すると，酵母からマウスに至るさまざまな生物 で寿命が延長し，老化に伴うがんや心疾患などの老化関連疾患の発症，進行が抑制される ことが多くの研究で示されてきた．われわれヒトにおけるアンチエイジングのアウトカム を寿命延長，健康長寿と考えた場合，このカロリー制限（calorie restriction：CR）が有力な 食事法のひとつである可能性が高いと考えられている．しかしヒトにおけるCRのアンチ エイジング効果は，いまだ解明されるには至っていない．また高齢期にエネルギー摂取量 が少ないと，栄養バランスにもよるが筋骨格系の脆弱化などにつながる可能性があり，ロ コモティブシンドロームからフレイルの状態に進行する原因ともなりうる．健康長寿の実 現には適切な栄養摂取が必要であり，認知機能低下防止のためにも重要なポイントであ る．本稿では，CRによるアンチエイジングのメカニズムや，健康長寿のためのCRの実 際，認知機能低下防止のための食事法などについて解説する．

カロリー制限によるアンチエイジングの分子基盤

　実験動物においては，生存に必要な栄養素を確保したうえで摂食量を制限（CR）すると， 自由摂食で飼育した場合に比べて老化に伴うさまざまな疾患の発症が抑制され，寿命の延 長が認められることが報告されている．その効果は幅広い動物種で確認されており，CR によって活性化される普遍的な寿命関連シグナルが，種を超えて保存されていることが想

高波嘉一　Yoshikazu TAKANAMI　大妻女子大学家政学部食物学科

定される．これまでの研究で，いくつかの経路，因子が，CR による寿命延長に深くかかわることが報告されている．

1．サーチュインファミリー

CR による酵母の寿命延長にかかわる主要な因子として，脱アセチル化酵素の SIR2 が同定された[1]．SIR2 蛋白質はヒストンの脱アセチル化活性を有しており[2]，エピジェネティックに遺伝子発現を制御することで寿命延長効果を発揮するものと推察された．哺乳類のゲノムには，SIR2 遺伝子に構造が類似した遺伝子ファミリーがあり，サーチュインファミリーとよばれる．このサーチュインファミリーの遺伝子産物である SIRT1 は，ヒストンだけでなく，細胞内の代謝調節で重要な役割を果たす p53，FOXO，PGC-1α なども脱アセチル化し，それらの活性調節に働くことが指摘されている．SIRT1 は，細胞内が低栄養状態（NAD/NADH 比上昇）の際に活性化され，さまざまな代謝調節にかかわって細胞の寿命延長に関与すると考えられている[3]．

ブドウの種子などから抽出されるレスベラトロールが SIRT1 を活性化する作用があることが報告され[4]，CR 模倣薬候補としてそのアンチエイジング効果が期待されている．しかし外因性のため，SIRT1 活性化には大量摂取が必要であり，現時点では，レスベラトロールのヒトにおける CR 模倣薬としての効果について明確な結論は得られていない．

2．TOR 経路

TOR は，細胞レベルにおける環境認識に関与し，その環境に適応するための代謝調節をつかさどる重要な因子である．TOR は，インスリンや他の成長因子，エネルギー状態，酸化還元状態などのさまざまな細胞内の環境要因を統合し，転写，翻訳を介して，細胞の成長，増殖，生存などや，オートファジーなどを制御することが知られている[5]．CR は TOR の活性を抑制し，寿命延長につながる代謝変化をもたらすと考えられている．この TOR 経路は，酵母から哺乳類までの CR の寿命延長効果のメカニズムに共通するものであると推察されている．多くの種において，TOR 活性を抑制する薬剤のラパマイシンを添加すると，寿命延長が認められることが報告されている[6]．

3．インスリン/IGF シグナル伝達経路

インスリン/IGF シグナル伝達経路は，最初に発見された寿命制御因子である．CR はこのシグナル伝達経路に負に働くことで，寿命延長効果を示すことが想定されている．これまで，遺伝的に血中 IGF-I 濃度が低下するマウスで長寿の表現型を示すことが報告されている[7]．線虫ではこの経路の低下による寿命延長は，転写因子の DAF-16（哺乳類では FoxO）を介したものであることが知られている．核内での DAF-16 の活性化により抗ストレス，抗老化に関与する標的遺伝子の発現が亢進し，ストレス耐性の上昇や寿命延長がもたらされると考えられている[8]．マウスの場合も，1 型 IGF 受容体ヘテロ欠損マウス，脂肪組織特異的インスリン受容体欠損マウスで寿命延長効果が認められたことから，哺乳類でも下流に存在する転写因子の FoxO が寿命延長効果に関与するのではないかと推察されている．

 カロリー制限はヒトの最大寿命，健康寿命を延長させることができるか？

1985 年にマウスにおける CR の寿命延長効果が報告されて以来，酵母，線虫，ハエなど

でも同様の効果が確認され，前述のようなその分子メカニズムも明らかにされてきた．2009年になり，米ウィスコンシン大学の研究チームのアカゲザルを用いた20年に及ぶ研究で，霊長類においてもCRが寿命延長効果を示したことが報告され[9]，ヒトにおけるCRのアンチエイジング効果についての期待が高まった．しかし，2012年には米国立老化研究所(NIA)の研究チームは，同様のアカゲザルを用いた研究でCRによる寿命延長効果は認められなかったことを報告した[10]．この結果の違いはその後両研究チームで検証され，2017年に報告された内容によれば，実験方法(CRの開始年齢，摂食法，食事成分など)に両研究で大きな差があり，寿命延長効果については結論づけられないものの，老化関連疾患(がん，耐糖能異常，心血管疾患)の発症，進行の抑制にはCRが有効であると結論した[11]．

1. ヒトにおけるCRのアンチエイジング効果

アカゲザルの研究成果から，同じ霊長類であるヒトでもCRにより健康寿命の延伸が認められる可能性が考えられる．ヒトを対象とした臨床研究は少ないが，アメリカでCRのランダム化比較試験として実施されているCALERIE試験において，CR介入2年後の結果が報告された[12]．この研究は，25%のCR(75%のエネルギー摂取量)の効果をみようと計画されたもので，CR群と自由摂食群を比較した研究である．もちろん短期間の介入結果なので寿命に対する効果は評価できないが，CR群が自由摂食群に比べCR開始6カ月以降明らかな体重減少を示し，血清総コレステロール，血清トリグリセリド，HOMA-R，平均血圧は開始12カ月以降大きな改善効果を示した．また慢性炎症のマーカーであるCRPは，開始12カ月以降CR群で自由摂食群に比べ大きな低下を示し，TNF-αも開始24カ月時点で有意に大きな低下を示した．これらの結果から，ヒトに対するCRの効果について，長期的には健康寿命の延伸につながる可能性が示されたといえるかもしれない．

しかしこの研究の注意すべき点は，CR群の脱落者が18%と比較的多かったことである(自由摂食群は5%)．このなかには，5%以上の骨密度低下や治療抵抗性の貧血により脱落した者が含まれている．また介入期間中のCR群の実際のエネルギー摂取量であるが，最初の6カ月が80.5%，残りの期間が90.9%で，2年間の介入期間の平均が88.3%であった．実際この程度(期間を通して10%強)のCRであっても，栄養不足による障害がおこる可能性が否定できないこと，またヒトの場合，実験動物のような25%以上のCRを長期にわたり継続することの困難性が示唆された研究結果のように思われる．CRによる骨密度の低下は他の研究でも指摘されており，CRの筋骨格系への影響についてはさらなる研究が必要である．今後の詳細な検討や追試が待たれる．

日本人を対象とした29年間の観察研究データ(NIPPON DATA 80)を解析し，総エネルギー摂取量と総死亡率との関係を検討した結果が報告されている[13]．介入研究とは異なり，CRの効果や因果関係を明確に示せるものではないが，交絡因子を調整したうえでそれぞれの関係を推し量るには重要な知見といえる．この結果によれば，エネルギー摂取量と死亡率との間に明確な相関は認められていない．ただ男女別に解析すると，男性で最もエネルギー摂取量が多い五分位で総死亡率の有意な上昇が認められた．すなわち男性において過食は死亡率を上昇させる可能性があるが，CRが死亡率を低下させる可能性については言及できない．すくなくともエネルギー摂取量が少ないグループで，標準的なエネル

ギー摂取量のグループに比べ死亡率が低いという結果は示されていないので，エネルギー摂取量が少ないことが死亡率を下げるということにはならないようである．

2. CR か糖質制限か？：糖質制限の有効性とリスク

摂取エネルギーを制限（主として脂質制限）するのと糖質制限とで，どちらが有効かという議論が長い間続けられてきた．長期的予後についてのエビデンスは，CR にも糖質制限にも存在しないのが現状であるが，最近，体重減少や血糖管理など代謝面における糖質制限の有効性と安全性に関する研究成果の報告が多くみられるようになった．またいくつかの観察研究で，糖質摂取量が少ないと死亡率が低くなることが示されている．前述の NIPPON DATA 80 を解析した結果，糖質摂取量が少ない者ほど全死亡と心血管死亡が少なかったことが報告されている[14]．さらに 18 カ国合同で実施された前向きコホート研究（PURE study）において，炭水化物の摂取量が多いほど総死亡率が高く，逆に脂質の摂取量は総死亡率と逆相関することが示された[15]．この結果は，食文化の異なる地域を合わせた調査から得られたものであり，解釈には慎重を期す必要があるが，すくなくとも炭水化物の摂取量が少ないことが死亡率に不利には働かないとはいえそうである．

一方，ランダム化比較試験により糖質制限食の効果について検討した研究のメタ解析の結果，糖質制限食が体重，腹囲，脂質，血糖，血圧を改善させることが示されている[16]．日本人 2 型糖尿病患者を対象としたランダム化比較試験の結果も報告されており，糖質制限食では CR に比べ HbA1c，トリグリセリド，体重などの改善効果が高かった[17),18]．この日本人を対象とした研究では，緩やかな糖質制限（1 日 70〜130 g）を採用しており，アトキンスダイエットのような極端な糖質制限（導入期 1 日 20 g）とは異なる．このアトキンスダイエットは，体重減少に有効であることは認められているが，極端な糖質制限がケトアシドーシスをもたらす可能性も指摘されており，安全性に問題があるかもしれない．

ヒトにおける糖質制限食のアンチエイジング効果についてはいまだ結論づけられないものの，CR と同様，健康寿命の延伸効果は期待できそうである．また緩やかな糖質制限であれば，CR に比べて継続性が高くなることが期待できる．極端な糖質制限は避け，精白していない穀物や野菜などで食物繊維の摂取を心がけ，かつ植物性蛋白質と動物性蛋白質の摂取比率や飽和脂肪酸および n-3 系脂肪酸，n-6 系脂肪酸の摂取比率など炭水化物以外の栄養素の“質”に関しても配慮することが，アンチエイジング効果を，より確実なものにすると考えられる．

 ## ヒトにおける食事と認知機能との関係

前述のとおり，アンチエイジング食を考える場合，CR にしても糖質制限食にしても，その内容に関してまで細かい配慮が必要とされる．アンチエイジングを健康長寿と考えた場合，認知症の発症や認知機能の低下をアウトカムとした研究も重要である．食によるアンチエイジングを実践するうえで，摂取食品と認知機能に関する知見は重要な指針となる．

日本における代表的な疫学研究として知られる久山町研究において，食事パターンと認知症発症との関連が検討された[19]．これによれば，大豆・大豆製品，緑黄色野菜，単色野菜，藻類，牛乳・乳製品の摂取量が多く，米の摂取量が少ないという食事パターンが，認知症発症リスクを下げていた．つまり，一定の摂取エネルギーのなかでご飯の摂取量を減

らし，その代わりに予防効果のある他の食品のおかずを増やす食事パターンが，認知症予防につながる可能性があるといえよう．国立長寿医療研究センター・老化に関する長期縦断疫学研究(NILS-LSA)においても，穀類摂取量が多いと認知機能低下リスクが上昇し，女性において牛乳・乳製品の摂取量が多いほど認知機能低下リスクが下がることが示されている[20]．また同研究の結果として，食品摂取の多様性が高い，つまりいろいろな食品を食べている者ほど認知機能低下リスクが下がること[21]や，魚油に多く含まれるドコサヘキサエン酸(DHA)の血中濃度が高いほど認知機能低下リスクが低いこと[22]が報告されている．われわれ日本人は米を摂取する際，ほとんどの場合精白した米を使用する．精白米はグリセミックインデックスが高く，食後に過度の血糖値上昇をきたしやすい．久山町研究において，空腹時血糖よりも食後高血糖が認知症発症リスクに強い影響を与えることが示されており[23]，米や穀類の摂取量の多いことが認知機能に不利に働いているというわが国の観察研究の結果は，主食の精白米摂取による食後高血糖を介している可能性が考えられる．今後，精白されていない穀物のような食後の血糖値上昇を緩やかにする穀物の習慣的な摂取が，認知機能にどのような影響を及ぼすか，詳細な検討が待たれる．

　CRや糖質制限が代謝改善に有効性を示す分子基盤のひとつに，ケトン体を介したメカニズムが指摘されている．ケトン体は自身がエネルギー基質として利用されるだけでなく，さまざまなシグナル調節因子であることがわかってきた[24]．その多くは，アンチエイジングにも関係が深いものである．また従来より，難治性てんかんやパーキンソン病の治療に，1日糖質摂取50 g以下という極端な糖質制限食がケトン体産生食として用いられている．しかし，ケトン体産生食が脂質異常症や血管内皮障害をもたらす可能性も懸念されている．栄養素のバランスが長期にわたり崩れた影響かもしれない．そこでケトン体単独の効果を検討するために，ケトン体サプリメントを用いた研究が行われた．ケトン体サプリメントはヒトにおいて運動持久力を向上させ[25]，またラットにおいては運動持久力だけでなく認知機能を向上させることが示された[26]．中鎖脂肪酸を摂取すると，肝臓で代謝される際に一部がケトン体に変換され，血中ケトン体濃度が上昇する．日本人の高齢者を対象とした研究で，中鎖脂肪酸を配合した治療用のケトン体生成粉ミルク摂取が認知機能に及ぼす影響が検討されている．その結果，被験食摂取後，対照食摂取に比べ血中ケトン体濃度が高く推移し，認知機能テストのスコアが高かったことが示された．また，スコアの改善度と血中ケトン体濃度は正相関を示し，ベースラインのスコアが悪かった者ほど被験食摂取後の認知機能向上が大きく認められた[27]．

　認知機能向上や低下予防を含む，アンチエイジングをターゲットにしたケトン体の有用性を享受するためには，極端な糖質制限食のようなケトン体産生食ではなく，中鎖脂肪酸を多く含む食事やケトン体サプリメントが望ましいように思われる．今後のさらなる介入研究の結果を期待したい．

おわりに

　CRやファスティングといった食事制限のアンチエイジングに対する効果は，動物実験ではそのメカニズムも含めてかなり詳細に明らかにされてきたが，現時点でヒトにおける効果については結論が得られていない．ヒトの場合，一般的に食事として多品目の食品を

摂取する習慣を持っているため，実験動物の食餌条件とは異なることも念頭に置く必要があるかもしれない．ヒトにおいては，摂取食品の多様性や食事時間の規則性といった日常の食習慣自体が，すでにアンチエイジング効果を発揮している可能性がある．また高齢者と食に関しては，低栄養によるフレイルの問題も無視できない．過剰な栄養摂取は避けつつ，必要な栄養素の摂取を確保することも強調されるべき点である．このような視点から「日本人の食事摂取基準 2020 年版」では，高齢者の蛋白質摂取基準の目標量が引き上げられた．

われわれ日本人にとってのアンチエイジング実践のための食事とは，過食は慎み腹八分目に留めること，といった貝原益軒の「養生訓」の教えを基本とし，極端な食事制限は避けた上で，近年の研究で明らかにされた知見を加味するのが，現時点の最善策といえよう．緩やかな糖質制限食や，大豆・大豆製品，野菜，藻類，牛乳・乳製品，魚を多く摂取し，精白された穀物を控え精白されていない穀物に切り替えることなどが，アンチエイジングに有効といえそうである．それに加え，蛋白質摂取量を十分に確保するだけでなく植物性蛋白質と動物性蛋白質の摂取比率に配慮し，飽和脂肪酸および n-3 系脂肪酸，n-6 系脂肪酸の摂取比率など，それぞれの摂取栄養素の"質"に関しても望ましい内容にすることが，アンチエイジング効果を，より確実なものにするであろう．

文献

1) Lin SJ et al. Requirement of NAD and SIR2 for life-span extension by calorie restriction in Saccharomyces cerevisiae. Science 2000;289(5487):2126-8.
2) Imai S et al. Transcriptional silencing and longevity protein Sir2 is an NAD-dependent histone deacetylase. Nature 2000;403(6771):795-800.
3) Imai S. SIRT1 and Caloric Restriction:An insight into possible trade-offs between robustness and frailty. Curr Opin Clin Nutr Metab Care 2009;12(4):350-6.
4) Howitz KT et al. Small molecule activations of sirtuins extend Saccharomyces cerevisiae lifespan. Nature 2003;425(6954):191-6.
5) Hands SL et al. mTOR's role in ageing:protein synthesis or autophagy? Aging 2009;1(7):586-97.
6) Lamming DW et al. Rapalogs and mTOR inhibitors as anti-aging therapeutics. J Clin Invest 2013;123(3):980-9.
7) Bartke A and Brown-Borg H. Life extension in the dwarf mouse. Curr Top Dev Biol 2004;63:189-225.
8) Daitoku H and Fukamizu A. FOXO transcription factors in the regulatory networks of longevity. J Biochem 2007;141(6):769-74.
9) Colman RJ et al. Caloric restriction delays disease onset and mortality in rhesus monkey. Science 2009;325(5937):201-4.
10) Mattison JA et al. Impact of caloric restriction on health and survival in rhesus monkeys from the NIA study. Nature 2012;489(7415):318-21.
11) Mattison JA et al. Caloric restriction improves health and survival of rhesus monkeys. Nat Commun 2017;8:14063.
12) Ravussin E et al. A 2-year Randomized controlled trial of human caloric restriction:feasibility and effects on predictors of health span and longevity. J Gerontol A Biol Sci Med Sci 2015;70(9):1097-104.
13) Nagai M et al. Association of total energy intake with 29-year mortality in the Japanese:NIPPON DATA80. J Atheroscler Thromb 2016;23(3):339-54.
14) Nakamura Y et al. Low-carbohydrate diets and cardiovascular and total mortality in Japanese:a 29-year follow-up of NIPPON DATA 80. Br J Nutr 2014;112(6):916-24.
15) Dehghan M et al. Associations of fats and carbohydrate intake with cardiovascular disease and mortality in 18 countries from five continents(PURE):a prospective cohort study. Lancet 2017;390(10107):2050-62.

16) Santos FL et al. Systematic review and meta-analysis of clinical trials of the effects of low carbohydrate diets on cardiovascular risk factors. Obes Rev 2012;13(11):1048-66.

17) Yamada Y et al. A non-calorie-restricted low-carbohydrate diet is effective as an alternative therapy for patients with type 2 diabetes. Intern Med 2014;53(1):13-9.

18) Sato J et al. A randomized controlled trial of 130 g/day low-carbohydrate diet in type 2 diabetes with poor glycemic control. Clin Nutr 2017;36(4):992-1000.

19) Ozawa M et al. Dietary patterns and risk of dementia in an elderly Japanese population:the Hisayama study. Am J Clin Nutr 2013;97(5):1076-82.

20) Otsuka R et al. Cereal intake increases and dairy products decrease risk of cognitive decline among elderly female Japanese. J Prev Alzheimers Dis 2014;1(3):160-7.

21) Otsuka R et al. Dietary diversity decreases the risk of cognitive decline among Japanese older adults. Geriatr Gerontol Int 2017;17(6):937-44.

22) Otsuka R et al. Serum docosahexaenoic and eicosapentaenoic acid and risk of cognitive decline over 10 years among elderly Japanese. Eur J Clin Nutr 2014;68(4):503-9.

23) Ohara T et al. Glucose tolerance status and risk of dementia in the community:the Hisayama study. Neurology 2011;77(12):1126-34.

24) Puchalska P and Crawford PA. Multi-dimensional roles of ketone bodies in fuel metabolism, signaling, and trerapeutics. Cell Metab 2017;25(2):262-84.

25) Cox PJ et al. Nutritional ketosis alters fuel preference and thereby endurance performance in athletes. Cell Metab 2016;24(2):256-68.

26) Murray AJ et al. Novel ketone diet enhances physical and cognitive performance. FASEB J 2016;30(12):4021-32.

27) Ota M et al. Effect of a ketogenic meal on cognitive function in elderly adults:potential for cognitive enhancement. Psychopharmacology 2016;233:3797-802.

15 機能性表示食品とは： アンチエイジングへの活用

Keyword
機能性関与成分
事前届出制
加工食品
生鮮食品
サプリメント

POINT

👤 日本では，効果・効能にあたるような表現は本来食品では禁止されている．しかし，特定保健用食品および栄養機能食品の保健機能食品では，特別に認められている．機能性表示食品は，新たな保健機能食品として 2015 年より始まった．

👤 機能性表示食品では，臨床試験のエビデンスを必要とし，多様な機能性の表現が認められているが，疾患の予防・治療や意図的な健康増進の表現は認められない．また，企業の届け出による制度で，消費者庁の認可によるものではない．

👤 医療機関におけるサプリメント販売は可能であり，アンチエイジング診療に機能性表示食品を活用できる．機能性表示食品には，農産物などの生鮮食品もあり，食育に活用することもできる．

はじめに

　本来，食品において効果・効能のような機能性を記載することは薬機法において禁止されている．唯一の例外が，消費者庁で認可されている保健機能食品であり，従来，特定保健用食品(トクホ)と栄養機能食品に限られていた．しかし，トクホでは数億円以上といわれる開発費や審査期間が数年以上にわたることもあり，従来から批判が多かった．そこで，大学や企業で行われている研究成果を活用できるように，臨床試験においてエビデンスがえられていることを条件に，機能性の表現を企業の責任において消費者庁への届け出で可能とする機能性表示食品が 2015 年 4 月より開始された．すでに 4 年近く経過しており，2019 年 4 月末ですでに 1,700 件以上が受理されており，市場規模も 3,000 億円に迫ると推測されている(**図1**)．実際に，ドラッグストアやコンビニでも多く目にするし，また患者より問合せを受けた先生もおられるのでないかと思う．本稿では，アンチエイジング・健康長寿に機能性表示食品をいかすために，機能性表示食品制度の成立ちと今後の展望を含め解説する．

機能性表示食品とは

　前述したように，従来は機能性の表示可能な食品は，特定保健用食品(トクホ)と栄養機能食品に限られてきた．それ以外の食品は，いわゆる健康食品とよばれ，エビデンスのあるものやないもの，雑多な状況であり，消費者の誤認が多かった．また，誤認させるような宣伝が幅を利かせていた(いまだにそのような広告は残っているが，本来これらは薬機

森下竜一 Ryuichi MORISHITA
大阪大学大学院医学系研究科寄附講座，内閣府規制改革推進会議委員，NPO 法人日本抗加齢協会副理事長

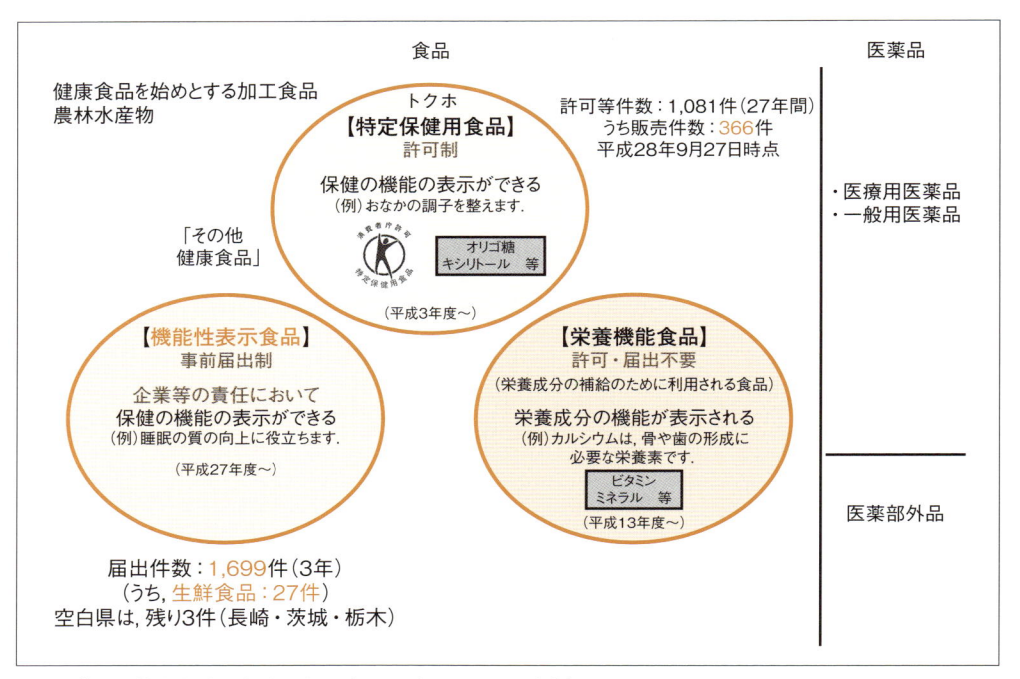

図1 食品の機能性表示制度の概要（2019年3月8日時点）

法あるいは景品表示法違反である）．一方，トクホは，表示されている効果や安全性について国が審査を行い，食品ごとに消費者庁長官が許可を与えているものであり，許可手続に時間と費用がかかる（**図2**）．また，栄養機能食品においては，科学的根拠が確認された栄養成分を一定の基準量を含む食品であれば，とくに届出等をしなくても機能性を表示することができるが，国が定めた定型的な表現でしか行えないうえに，現行でこのような表示の対象になっているのはミネラル5種類とビタミン12種類に限定されている．これらの状況を踏まえ，大学や企業が臨床試験などを通して多くの研究を行ってきた成果を活用できる食品制度を新設する声が多くなってきた．そのような状況を打開するため，安倍晋三内閣総理大臣の諮問会議として内閣府に設置された規制改革会議（現在は規制改革推進会議）において議論が行われ，アメリカの機能性表示の仕組みをさらに改良した機能性表示食品制度が2015年に始まった．著者は，規制改革会議の委員としてトクホの改革や機能性表示食品制度の新設に関わってきているので，その議論も踏まえ，機能性表示食品制度の成立ちを解説する．

　規制改革会議では，まずトクホに関する規制の議論を行い，手続きの簡素化や処理速度の向上をはかることとした．さらに，機能性をわかりやすく表示した商品の選択肢を増やし，消費者に対する健康食品の理解度の向上を促す新しい制度として，アメリカの機能性表示制度を参考として平成27年4月より「機能性表示食品」制度が開始された．

　この制度では消費者庁の定めるルールに基づいて，事業者が食品の安全性と機能性に関する科学的根拠などの必要な事項を，販売前に消費者庁長官に届け出ることによって，機能性を表示することができる．国による個別審査ではなく，企業が自らの責任において科学的根拠をもとに適正な表示を行い，事後的に消費者庁がチェックを行う事後規制に基づ

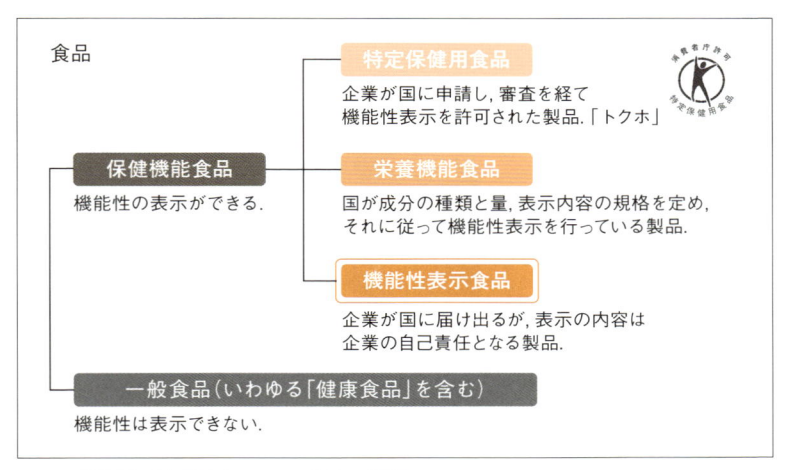

図2 機能性が表示されている食品の種類

いた画期的な制度である（**図3**）[1]．平成25年6月25日には安倍総理から，「健康食品の機能性表示を解禁します」と，歴代総理ではじめて健康食品に言及したスピーチが行われた．

機能性表示食品の販売をするには

　読者のなかには，いわゆるドクターズサプリの販売や医療機関でのサプリ販売を行いたいと考えている方もおられるであろう（後述するが，医療機関でのサプリ販売は，混合診療でなく，まったく問題がない．保健所等による誤った指導がなされた結果，医療機関でのサプリ販売が違法であると誤解されているので，是非認識を改めていただきたい）．機能性表示食品を販売したい事業者は，「機能性表示食品の届出等に関するガイドライン」を参照する必要がある．消費者庁のホームページに掲載されているが，ガイドラインに定められた事項がすべて満たされていることを確認し[1]，必要な資料を販売予定日の60日前までに，消費者庁長官に届け出る必要がある．現在，届け出はウェブ上でしかできず，オンライン化されている．また，規制改革会議の提言により現在では事業者における予見性向上のため，Q&Aも出されており，こちらも参考にしていただきたい．

　消費者庁は届出資料の確認を行い，記載漏れなど形式上の不備がなければ届出番号を発行して，消費者庁のウェブサイト等に情報を開示する．しかし，実際には不備が多く，一度で受理されるケースは多くなく，後述する日本抗加齢協会などの支援制度を活用するのも重要である．

　以下は，企業が機能性表示食品を販売する流れである．

1. 機能性表示食品の対象食品かどうか

　機能性表示食品は，疾病に罹患していない者（未成年者，妊娠を計画している者を含む妊産婦，および授乳婦を除く）のための食品であるので，前記の方々を対象にしていないことが前提である．また，機能性表示食品は，機能性関与成分が明確である必要がある．しかし，2018年の改正により，何々由来のエキスも対象とする改正が行われたので，関与成分が複数からなる製品も可能である．なお，機能性表示食品の対象は，サプリだけでなく，加工食品や生鮮食品を含むすべての食品であり，トクホに比べると範囲は広い．

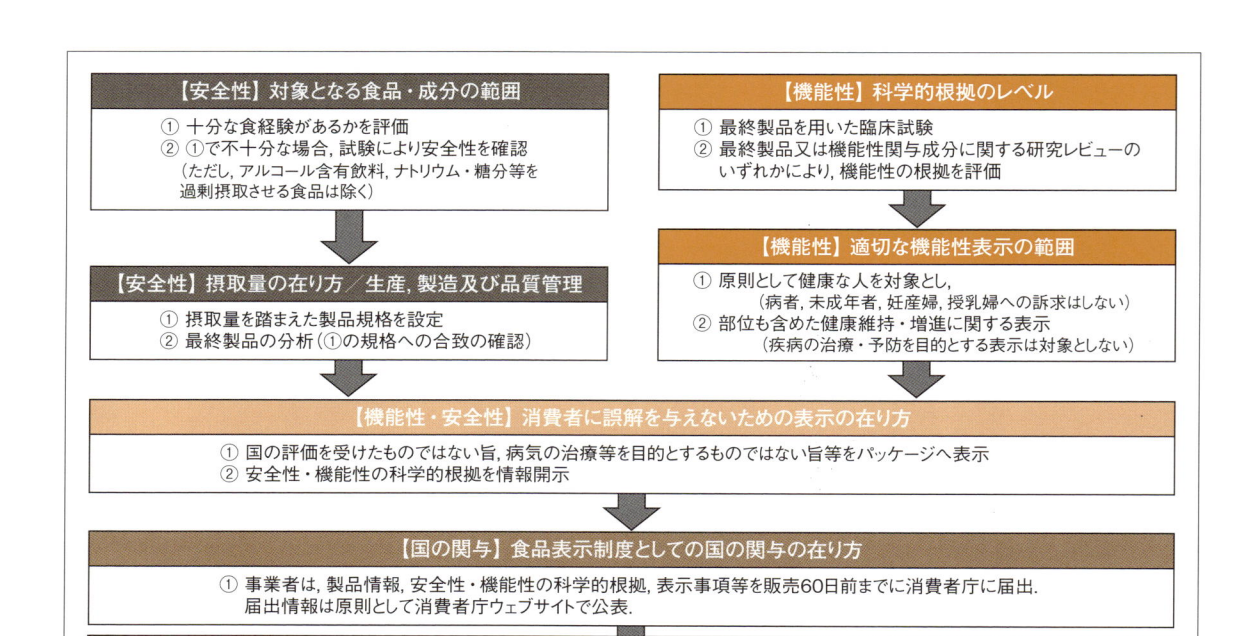

図3　機能性表示食品制度の特徴

　機能性表示食品で可能とされる機能性表示の範囲は，疾病に罹患していない者の健康維持および増進に役立つ旨，または適する旨（疾病リスクの低減に係るものを除く）を表現するものである．とくに，健康増進にどう役立つかがポイントになる．逆に，"診断""予防""治療""処置"などの明らかに医薬品と誤認される恐れのあるものは表示できない．また，健康の意図的な増進に関しても，認められない．文言に関して，すでに発売されている医療用医薬品（OCT医薬品を含む）で使用されているものは，薬機法に抵触する恐れがあるため使用できないので，PMDAなどのHPの検索により確認しておく必要がある．**表1**に示すように多様な機能性表現が可能になっている．

2. 安全性

　機能性表示食品の安全性については，届出者の責任において自ら評価する必要がある．最初に，最終製品または類似する食品について，喫食実績に基づいて食経験を評価し，安全性が十分確認されているかを検討する．このような検討で安全性が確認されない場合は，最終製品または機能性関与成分について，データベースなどから収集した既存情報を用いて食経験および安全性試験を評価し，安全性が十分確認されているかを検討する．それでも安全性が確認されない場合は，最終製品または機能性関与成分を使用した *in vitro* 試験，*in vivo* 試験，または臨床試験を実施し確認する．海外での論文や販売経験をもとにする場合は，日本人への外挿性を十分検討する必要がある．

表1 機能性表示食品における表示内容の例

分類	表示内容(概要)の例	機能性関与成分(例)
脂肪	内臓脂肪をはじめとした体脂肪を減らす機能がある. 血中の中性脂肪を減らす機能がある.	酢酸, 甘草由来グラブリジン, EPA・DHA, 葛の花由来イソフラボン, 難消化性デキストリン
お腹の調子	便通を改善し, 腸内環境を整える機能がある. お腹の調子を整える機能がある.	ビフィズス菌○○株, 難消化性デキストリン
血圧	血圧が高めな方の健康な血圧をサポートする機能がある.	ラクトトリペプチド, α-リノレン酸 イワシペプチド, GABA, ヒハツ由来ピペリン
血糖	食後の血糖値の上昇を穏やかにする機能がある.	難消化性デキストリン, 大麦β-グルカン, サラシア由来サラシノール
コレステロール	血中コレステロールを低下させる機能がある.	大麦β-グルカン, リコピン, キトサン, α-リノレン酸
目	手元のピント調節機能を助ける機能がある. 黄班部の色素量を維持して目の調子を整える機能がある.	ルテイン, アスタキサンチン, ゼアキサンチン, アントシアニン
目, 鼻	目や鼻の不快感を軽減する機能がある.	メチル化カテキン
肌	肌の水分保持に役立ち, 乾燥を緩和する機能がある. 肌の潤いに役立つ機能がある.	ヒアルロン酸Na, 米由来グルコシルセラミド, N-アセチルグルコサミン
骨	骨代謝の働きを助ける機能がある. 丈夫な骨を維持する機能がある.	β-クリプトキサンチン, 大豆イソフラボン
ヒザ	膝関節の曲げ伸ばしを助ける機能がある.	コラーゲンペプチド, 非変性II型コラーゲン
体温	寒い季節や冷房条件下において体温(末梢)を維持する機能がある.	モノグルコシルヘスペリジン, ショウガ由来ポリフェノール
睡眠	夜間の健やかな眠りをサポートする機能がある. 起床時の疲労感や眠気を軽減する機能がある.	テアニン, セリン
身体的疲労感	日常の生活で生じる身体的な疲労感を軽減する機能がある.	還元型コエンザイムQ10, イミダゾールジペプチド
精神的ストレス	一時的な精神的ストレスを緩和する機能がある.	GABA
認知機能	認知機能の一部である記憶(知覚・認識した物事の想起)をサポートする機能がある.	イチョウ葉フラボノイド配糖体, イチョウ葉テルペンラクトン, DHA

3. 生産・製造および品質

　機能性表示食品に特化した要件は定められていない.「加工食品における製造施設・従業員の衛生管理体制」,「生鮮食品における生産・採取・漁獲等の衛生管理体制」,「規格外製品の出荷防止体制」,「機能性関与成分の分析方法」などに関する情報を説明する必要がある. また, 製品規格を適切に設定するとともに, 製品分析を実施して適合を確認する. 製品分析に関しては, 消費者庁が事後チェックの対象としており, 買い上げ検査による分析も行われているので, 第三者が分析可能であることが必須であり, 注意が必要である. 品質に関してマスキングも認められているが, 特許に絡むような特殊なケースであり, ノウハウを秘匿したいという程度では公開を求められている.

4. 健康被害の情報収集体制整備

　機能性表示食品による健康被害の発生や拡大を防止するために, 消費者や医療従事者等から健康被害の情報を収集し, 行政機関への報告を行う体制を整えることも義務付けられている. 会社内において, 誰が担当で, どのように報告するのか, 実態に応じて詳細な記載が必要とされている.

5. 機能性の根拠

　表示しようとする機能性の科学的根拠を説明するものとして, ①最終製品を用いた臨床試験の実施, あるいは②最終製品または機能性関与成分に関する研究レビューが必要にな

表2 生鮮食品の届出品目一覧

届出番号	商品名	届出者名	機能性関与成分名	表示しようとする機能性
A79	三ヶ日みかん	三ヶ日町農業協同組合	β-クリプトキサンチン	本品には，β-クリプトキサンチンが含まれています．β-クリプトキサンチンは骨代謝のはたらきを助けることにより，<u>骨の健康に役立つ</u>ことが報告されています．
A80	大豆イソフラボン子大豆もやし	株式会社サラダコスモ	大豆イソフラボン	本品には大豆イソフラボンが含まれます．大豆イソフラボンは骨の成分を維持する働きによって，<u>骨の健康に役立つ</u>ことが報告されています．
A206	ベジフラボン	株式会社サラダコスモ	大豆イソフラボン	本品には大豆イソフラボンが含まれます．大豆イソフラボンは骨の成分を維持する働きによって，<u>骨の健康に役立つ</u>ことが報告されています．
B101	小大豆もやし	太子食品工業株式会社	大豆イソフラボン	本品には大豆イソフラボンが含まれます．大豆イソフラボンには，骨の成分の維持に役立つ機能があることが報告されています．本品は<u>丈夫な骨を維持</u>したい方に適した食品です．
B189	とびあみかん	とびあ浜松農業協同組合	β-クリプトキサンチン	本品には，β-クリプトキサンチンが含まれています．β-クリプトキサンチンは骨代謝のはたらきを助けることにより，<u>骨の健康維持に役立つ</u>ことが報告されています．
B467	清水のミカン	清水農業協同組合	β-クリプトキサンチン	本品には，β-クリプトキサンチンが含まれています．β-クリプトキサンチンは骨代謝のはたらきを助けることにより，<u>骨の健康維持に役立つ</u>ことが報告されています．
B519	オーガニック大豆もやし	イオントップバリュ株式会社	大豆イソフラボン	本品には大豆イソフラボンが含まれます．大豆イソフラボンは骨の成分を維持する働きによって，<u>骨の健康に役立つ</u>ことが報告されています．
B604	西浦みかん	南駿農業協同組合	β-クリプトキサンチン	本品には，β-クリプトキサンチンが含まれています．β-クリプトキサンチンは骨代謝のはたらきを助けることにより，<u>骨の健康維持に役立つ</u>ことが報告されています．
C197	広島みかん	広島県果実農業協同組合連合会	β-クリプトキサンチン	本品には，β-クリプトキサンチンが含まれています．β-クリプトキサンチンは骨代謝のはたらきを助けることにより，<u>骨の健康維持に役立つ</u>ことが報告されています．
C271	GABA（ギャバ）芽ぐみ米（特殊三分づき米）	東京フーズクリエイト株式会社	GABA（γ-アミノ酪酸）	本品にはGABA（γ-アミノ酪酸）が含まれています．GABA（γ-アミノ酪酸）は，<u>血圧が高めの方に適した</u>機能があることが報告されています．
C314	よかとと薩摩カンパチどん	マルハニチロ株式会社	DHA・EPA	本品にはDHA・EPAが含まれます．DHA・EPAには<u>中性脂肪を低下させる</u>機能があることが報告されています．
C322	大豆イソフラボン小大豆もやし	名水美人ファクトリー株式会社	大豆イソフラボン	本品には大豆イソフラボンが含まれます．大豆イソフラボンには，骨の成分の維持に役立つ機能があることが報告されています．本品は<u>丈夫な骨を維持</u>したい中高年女性の方に適した食品です．
C385	プライムアップル！（ふじ）	つがる弘前農業協同組合	リンゴ由来プロシアニジン	本品にはリンゴ由来プロシアニジンが含まれます．リンゴ由来プロシアニジンには，<u>内臓脂肪を減らす</u>機能があることが報告されています．

機能性表示食品の届出件数のうち，2019年2月6日時点において生鮮食品は24件届け出られている．

る．最終製品を用いた臨床試験は，特定保健用食品の試験方法に準拠する．重要な点は，臨床試験の参加者は，疾病に罹患していない者とされており，境界域の対象の扱いをどうするかが対象領域ごとに異なっている．また，その臨床試験の結果は，査読付き論文として公表される必要がある．対象者を拡大する軽症者データの取り扱いに関して消費者庁で検討が行われ，アレルギー領域では花粉アレルギーの方，尿酸の高めな方，認知機能の低

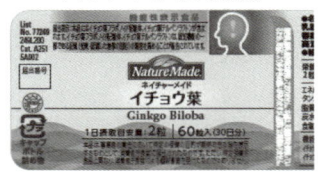
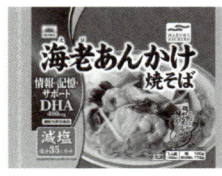
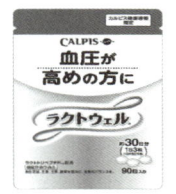
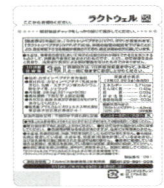
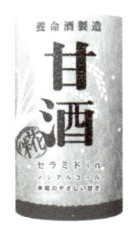
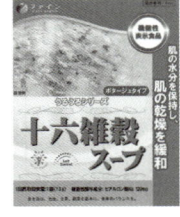
図4　機能性表示食品の例

下している方に関して，新たな対象者が公表され，さらに幅広い機能性が認められた．

　著者が副理事長を務めている日本抗加齢協会では，機能性表示健康食品のデータブック
の編集を進め，2015年より順次機能性関与成分の研究レビューを終え，機能性表示食品
データブックを発刊している．すでに多くの企業がこのデータブックを利用し，機能性表
示食品の届け出に成功している．企業からの研究レビューの作成や届け出のコンサルなど
の支援業務を行っているので，事務局まで問い合わせいただきたい．データブックを見て
いただくと，多くの関与成分にエビデンスがあることがわかると思う．ぜひ日常診療でも
活用していただきたい．

 ## 機能性表示食品の現状

　2019年2月末現在で，1,600品目を超える商品の届け出が消費者庁に受理されている（届
け出の撤回商品を除く：**図1**）．これらのデータは，すべて消費者庁のホームページに公開
されており，検索可能である．機能性表示食品では，農林水産物およびその加工物に関し
ても機能性表示を認めているが，生鮮食品に関しては，三ケ日みかんが「骨の健康に役立
つβ-クリプトキサンチンが含まれています」という機能性表示で販売されたほか，数はま
だ少ないが，りんごやカンパチなども30品目弱が発売されている（**表2**）．今後海外に機能
性表示食品制度を紹介することも検討されており，農産物の輸出に寄与することが期待さ
れている．アンチエイジング診療に役立つものとして，認知機能・血管・肌に関わるもの

を**図4**に掲載する.

医療機関でのサプリの販売

　前述したように，医療機関におけるサプリメント販売は，禁止されておらず，問題はない．にもかかわらず，いまだに医療機関での販売が混合診療のように誤解されているため，平成26(2014)年8月28日に厚労省より医療機関でのサプリ販売が可能である旨，通知が出されている．今後，医療機関経由での販売も増えることが予測される．また，γ-オリザノールやタウリンのような食薬区分に記載されており，従来機能性表示の対象外であった成分も，あらたに機能性表示食品の対象とすることが決まったので，医薬品に詳しい医師の役割が増すことが予測される．制度設計にあたり参考にしたアメリカでは，サプリメントの機能性表示を規定しているのは栄養補助食品健康教育法であり，教育という言葉が入っているように，国民をエデュケーションすることが大きな目的である．今回の日本の機能性表示解禁も，機能性表示をすることで国民自らが健康情報を学び，健康に対する関心を高め，健康寿命の延伸につなげるのが大きな狙いであり，医療現場でも食品による健康寿命の延伸に知識を活用することが期待されている．

今後の課題

　機能性表示食品が発売され3年経過したが，透明性の高い制度として消費者団体からも評価されており，消費者の情報リテラシーの向上に寄与している．しかし，まだまだ制度に問題があるので，適宜制度の改善を行ってきている．現在では制度の円滑な運用のため，日本抗加齢協会などの業界団体等による事前点検を行う仕組みも構築されている．消費者庁からのQAに記載されているが，日本抗加齢協会では消費者庁と協力して一次チェックのシート表を作成して活用している．また，さらに詳細なチェックを行う二次点検では，独自のノウハウに伴う作業をしており，すでに届け出受理例も多くでているので，是非活用をお願いしたい．一方で，トクホに関しても疾病リスク低減型の拡充が期待されており，消費者庁での調査事業が予定されている．今後，ぜひ日常診療での機能性表示食品の活用を検討していただければ，幸いである．

URL

1）消費者庁 G「機能性食品」制度がはじまります！商品の開発・販売を考える前に．(https://www.caa.go.jp/policies/policy/food_labeling/about_foods_with_function_claims/pdf/150810_2.pdf)
2）消費者庁．機能性表示食品の届出等に関するガイドライン．(https://www.caa.go.jp/policies/policy/food_labeling/foods_with_function_claims/pdf/food_with_function_claims_171227_0001.pdf)
3）消費者庁．「機能性表示食品」って何？(https://www.caa.go.jp/policies/policy/food_labeling/about_foods_with_function_claims/pdf/150810_1.pdf)

16 機能性表示食品の種類

Keyword
健康寿命
生活習慣病
医薬品との相互作用
ADME

POINT

- 機能性表示食品は特定保健用食品，栄養機能食品とは異なる新しい食品の機能性表示制度で，消費者が正しい情報・知識を得て選択することで，健康の維持増進が期待される．

- 血圧・血糖・脂質の管理に適した機能性表示食品を中心に，飲料やタブレット，粉末などさまざまな製品が販売されているが，機能性表示食品は疾病に罹患している人，未成年，妊産婦，授乳婦は対象としておらず，副作用の懸念もある．

- 医療従事者は機能性表示食品に関する正しい知識を持ち，医薬品との相互作用を念頭に診療にあたる必要がある．

はじめに

　健康の維持や向上に関与する生体調節系の異常で発症するさまざまな疾病を予防し，健康の維持・増進に貢献する効果を持つ食品は機能性食品とよばれ注目を浴びている．これまで機能性表示制度としては国が個別に許可した特定保健用食品制度，または国の基準に適合した栄養成分を含む栄養機能食品制度が存在していたが，消費者が正しい情報を得て購入できる商品の選択肢を増やすために，2015 年 4 月に「機能性表示食品制度」があらたに誕生した．機能性表示食品は国の個別審査を経ないという点で特定保健用食品とは異なっている．販売者には科学的根拠の提示および容器包装に適正な表示などがガイドラインで定められている．

　本稿では機能性表示食品の一部を紹介するとともに，診療時の注意点について概説する．

 ## 機能性表示食品の種類

　日本は世界でも有数の長寿国であるが，その理由のひとつにバランスのとれた食生活により，豊富な栄養素を摂取していることがあげられる．寿命には一般的な平均寿命のほかに健康寿命という考え方がある．健康寿命とは「健康上の問題で日常生活が制限されることなく生活できる期間」のことで，わが国において平均寿命より約 10 歳短くなっている．超高齢化社会を迎え，医療費が財政を圧迫しているわが国においては，健康寿命を延ばすことが課題である．健康寿命の延長には生活習慣病の予防・改善が重要であり，生活習慣病の悪化によりわが国の死因の大部分を占めるがんや心疾患，脳血管疾患の発症へとつながる．高血圧や糖尿病，脂質異常症といった生活習慣病は消費者にとって身近な疾患であ

稗田蛍火舞　森本達也 Kehima HIEDA and Tatsuya MORIMOTO　静岡県立大学薬学部分子病態学分野

表1　機能性表示食品の期待される機能とその機能性成分[2)]

期待される機能または主な対象者	機能性成分
血圧が高めの方の健康に役立つ	ペプチド類，GABA，リコピン，GSAC（γ-グルタミル-S-アリルシステイン），α-リノレン酸，カカオフラバノール，硝酸塩（硝酸イオンとして），ヒハツ由来ピペリン，杜仲葉由来ゲニポシド酸，バリルチロシン，モノグルコシルヘスペリジン，コーヒー豆由来クロロゲン酸類
糖の吸収を穏やかにする（食後血糖値の上昇を穏やかにする）	難消化デキストリン，サラシア由来サラシノール，大麦グルカン，0.19 小麦アルブミン，バナバ葉由来コロソリン酸，ネオコタラノール，アカシア樹皮由来プロアントシアニジン，グアーガム分解物（食物繊維），5-アミノレブリン酸リン酸塩，ターミナリアベリリカ由来没食子酸，イヌリン，ボタンボウフウ由来クロロゲン酸，イソマルトデキストリン（食物繊維），ルテオリンエピガロカテキンガレート（EGCG），「ギムネマ酸，桑の葉由来イミノシュガー（ファゴミンとして），エピガロカテキンガレート，キトサン，インゲン豆由来ファセオラミン」
空腹時血糖値が高めの方に適する	バナバ葉由来コロソリン酸，ナリンジン
食後の脂肪の吸収を抑えて，血中中性脂肪値の上昇を穏やかにする	難消化デキストリン，ターミナリアベリリカ由来没食子酸，「ギムネマ酸，桑の葉由来イミノシュガー（ファゴミンとして），エピガロカテキンガレート，キトサン，インゲン豆由来ファセオラミン」，ポリデキストロース（食物繊維として），グロビン由来バリン-バリン-チロシン-プロリン
高めの中性脂肪を低下させる	EPA・DHA，リコピン，アフリカマンゴノキ由来エラグ酸，イヌリン，モノグルコシルヘスペリジン，ブラックジンジャー由来ポリメトキシフラボン
肥満気味の方の内臓脂肪を減少させる	酢酸，ラクトフェリン，葛の花由来イソフラボン，ガセリ菌 SP 株
肥満気味の方の体脂肪を減少させる	甘草由来グラブリジン，アフリカマンゴノキ由来エラグ酸，ローズヒップ由来ティリロサイド，3%グラブリジン含有甘草抽出物
血中 HDL（善玉）コレステロールを増やす.	リコピン，アフリカマンゴノキ由来エラグ酸
LDL（悪玉）コレステロールを低下させる	リコピン，松樹皮由来プロシアニジン（プロシアニジン B1 として），α-リノレン酸，キトサン，ガレート型カテキン，アフリカマンゴノキ由来エラグ酸，大麦 β-グルカン
加齢に伴う認知機能の低下を緩和する．認知機能を維持する	DHA・EPA，イチョウ葉フラボノイド配糖体，イチョウ葉テルペンラクトン，クルクミン，大豆由来セリルチロシン，オーラプテン，大豆由来ホスファチジルセリン，鶏由来プラズマローゲン，バコパサポニン，ラクトノナデカペプチド
睡眠の質の向上に役立つ	グリシン，L-セリン，L-テアニン，ラフマ由来ヒペロシド，ラフマ由来イソクエルシトリン，清酒酵母 GSP6，アスパラガス由来含プロリン-3-アルキルジケトピペラジン【シクロ（L-ロイシル-L-プロリル），シクロ（L-フェニルアラニル-L-プロリル），シクロ（L-チロシル-L-プロリル）として】，「プレミアガセリ菌 CP2305」，乳酸菌 シロタ株，5-アミノレブリン酸リン酸塩，ラクトフェリン，L-オルニチン塩酸塩
目の疲労感を緩和，目の調子を整える	ビルベリー由来アントシアニン，アスタキサンチン，ルテイン
腸内環境を整える便通（量，回数）の改善	乳酸菌，ビフィズス菌，プレミアガセリ菌，ラクトフェリン，沈香葉エキス（ゲンクワニン配糖体として），カカオリグニン，大麦 β-グルカン，サラシア由来サラシノール，プレミアガセリ菌 CP2305，ラブレ菌，クレモリス菌 FC 株，サイリウム種皮由来の食物繊維，グアーガム分解物（食物繊維）
健康な肝機能の維持	クルクミン
健康な骨の維持	大豆イソフラボン，β-クリプトキサンチン
ひざ関節の悩みを緩和ひざ関節の違和感を軽減	N-アセチルグルコサミン，グルコサミン塩酸塩，コンドロイチン硫酸，ケルセチン配糖体，コラーゲンペプチド，非変性Ⅱ型コラーゲン，鶏冠由来ヒアルロン酸 Na，サケ鼻軟骨由来プロテオグリカン，サケ鼻軟骨由来Ⅱ型コラーゲン
肌の調子を整える乾燥を緩和する	ヒアルロン酸 Na，サケ鼻軟骨由来プロテオグリカン，グルコシルセラミド，アスタキサンチン，N-アセチルグルコサミン，アロエ由来ロフェノール，アロエ由来シクロアルタノール，コラーゲンペプチド，乳酸菌ラクトバチルス GG 株，大豆イソフラボンアグリコン
身体的疲労感の軽減	還元型コエンザイム Q10，イミダゾールジペプチド，ヒスチジン，クエン酸，BCAA（バリン，ロイシン，イソロイシンの総称），低分子化ライチポリフェノール，タヒボ由来ポリフェノール
抹消体温を維持する	モノグルコシルヘスペリジン
ハウスダストやほこりなどによる目や鼻の不快感を緩和	メチル化カテキン（エピガロカテキン-3-O-(3-O-メチル)ガレート），「L-92 乳酸菌」（L. acidophilus L-92），大豆発酵多糖類（大豆水溶性食物繊維として）
作業に伴うストレスを和らげる	GABA，L-テアニン

り，その予防に向け，血圧・血糖値・脂質に関連した機能性表示食品が多く販売されている（**表 1**）[2]．

血圧

わが国の 2017 年における「国民健康・栄養調査」の結果，収縮期血圧が 140 mmHg 以上の 20 歳以上の割合は男性 37.0％，女性 27.8％とされている[3]．血圧をコントロールすることは生命予後改善にきわめて重要であり，5 mmHg の血圧の低下が冠動脈疾患や脳卒中による死亡を約 10％減少させると報告されている[4]．高血圧患者の薬物療法と同様に重要なのが生活習慣の改善である．生活習慣の改善は運動療法と食事療法からなり，高血圧治療ガイドラインにおいても 1 日 6 g 未満の食塩制限，野菜果物の積極的摂取，適正体重の維持などがポイントとしてあげられている．わが国において高血圧患者が多い理由のひとつには，古くから味噌汁や漬物などの塩分の多い食事をとっていることがあげられ，現在では一般成人に対しても食塩摂取の目標値：男性 8.0 g/day，女性 7.0 g/day が設定されている[5]が，食塩摂取量の平均値は 9.9 g（男性 10.8 g，女性 9.1 g）[3]と高く，男女とも 60 歳代で最も高い．

高めの血圧を下げる作用を持つ機能性表示食品として販売されているものは γ-アミノ酪酸（GABA），リコピン，ペプチド類などがある．

GABA は主に大脳や小脳・脊髄などの中枢神経系に多く存在する抑制性の神経伝達物質である．GABA は睡眠時に脳内にて生成されるが，食品からも摂取することができ，米・野菜・茶・発酵食品に微量に含まれている．GABA の降圧作用機序については，末梢交感神経からのノルアドレナリンの放出抑制，抗利尿ホルモンの分泌抑制による利尿作用，血圧を調節するアンジオテンシン変換酵素（ACE）阻害作用などが考えられている[6]．

リコピンはトマトやスイカなどに含まれる赤色の色素であり，抗酸化作用により血管内皮の酸化ストレスを低減させ，血管拡張作用のある一酸化窒素（NO）を増加させることによる血圧降下作用[7]だけでなく，血中脂質異常の改善作用が報告されている．リコピンは脂質改善に関して，コレステロールをエステル化するレシチンコレステロールアシルトランスフェラーゼ（LCAT）の活性を高めることで，HDL コレステロールを増加させると報告されている[8]．また 3-hydroxy-3-methylglutaryl coenzyme A（HMG-CoA）還元酵素阻害により LDL コレステロールを低下させることも報告[9]されているが，リコピンと HMG-CoA 還元酵素阻害薬との相互作用は報告されていない．

ペプチド類としては発酵乳由来のラクトトリペプチド[10]やイワシ由来のサーデンペプチド[11]，牛乳に含まれる蛋白質であるカゼイン由来ペプチド[12]，大豆ペプチド[13]が報告されている．これらは ACE 阻害作用により降圧作用を示すと考えられている．ACE 阻害ペプチド（カゼインペプチド）が発見[14]されて以降，生理活性ペプチドは研究が盛んに行われており，特定保健用食品の分野では血圧以外にも虫歯予防やコレステロールの調節に関連したペプチドが市販されている．

血糖値

2017 年における「国民健康・栄養調査」の結果，「糖尿病が強く疑われる者（HbA1c が

6.5％以上または「糖尿病治療の有無」に「有」と回答した者)」の割合は男性 18.1％，女性 10.5％であり，年齢とともに増加している[3]．超高齢化社会に突入した日本では，今後も患者数が増加すると考えられる．2型糖尿病患者の治療に関して，薬物療法よりも重要なのが生活習慣の改善であり，食事療法・運動療法を 2〜3 カ月続けても目標の血糖コントロールを達成できない場合，薬物療法を開始するとされている．空腹時の血糖値とともに，食後の血糖値のコントロールも重要であり，糖尿病の診断には空腹時または食後血糖値が用いられ，いずれかが基準値を超えると糖尿病型（糖尿病の疑いあり）と診断される．食後の血糖の吸収を穏やかにする作用を持つ機能性表示食品として販売されているものは，難消化デキストリン，大麦グルカン，サラシア由来サラシノールなどである．

難消化デキストリンおよび大麦グルカンは水溶性食物繊維のひとつである．ヒトの消化酵素では消化されない食物繊維は，摂取基準が 18 歳以上では男性 20 g/day 以上，女性は 18 g/day 以上と定められている[5]．これらの食物繊維は食事とともに摂取することで糖や脂質の吸収が穏やかとなり，食後血糖値および食後中性脂肪の上昇抑制作用，整腸作用などが報告されている[15-17]．

サラシアはインドやタイなどの熱帯地域に分布する植物で，それらの地域では健康維持のために古くから利用されている．サラシア由来サラシノールには小腸に存在する二糖分解酵素である α-グルコシダーゼ活性の阻害作用が報告[18]されており，この作用により単糖への分解が抑制され，体内への糖吸収が抑制される．臨床で用いられている α-グルコシダーゼ阻害作用に基づく糖尿病治療薬（アカルボースなど）は他の糖尿病治療薬との併用で低血糖を起こすことがあるため，サラシア由来サラシノールについても注意が必要である．

 脂質

2017 年における「国民健康・栄養調査」の結果，血清総コレステロールが 240 mg/dL 以上の人の割合は，男性で 12.4％，女性で 19.8％とされている．健康増進法に基づき 2013 年度からの 10 年間の計画を定めている「健康日本 21（第二次）」では総コレステロール 240 mg/dL 以上の者の割合を男性 10％，女性 17％に減らすことを目標としている[1]．

内臓脂肪を減らすのを助ける作用がある機能性表示食品は難消化デキストリン（前述），EPA・DHA，アスタキサンチン，酢酸，リコピン，ラクトフェリン，葛の花由来イソフラボンなどである．

EPA および DHA はサバやイワシ等の青魚に多く含まれる ω3 系の必須脂肪酸である．カナダやグリーンランドに住む魚中心の食生活をとる人びとが，肉食中心のデンマーク人より冠動脈疾患に罹患する人が少ないという疫学調査の結果[19,20]から，EPA および DHA は健康効果があると注目を浴びるようになった．ヒトを対象とした試験で血中中性脂肪低下作用[21]，降圧作用[22,23]および加齢に伴い低下する認知機能の維持作用[24]が報告されており，現在までに多くのサプリメントが販売されている．日本人は他国に比べ，魚介類の摂取量が多かったが，近年は食生活の欧米化に伴い摂取量が低下しており，脂質異常症患者の増加に拍車をかけていると考えられる．

日本において古くから使われる調味料の酢に含まれる酢酸には内臓脂肪を減少させる効果[25]が期待できるとして，酢酸が含まれた機能性食品が販売されている．機能性表示食品

としては販売されていないが，酢酸には血糖値を抑える作用[26]や降圧作用[27]がヒト臨床試験でも報告されている．

ラクトフェリンは涙や唾液，母乳などの外分泌液中に含まれる鉄結合性糖蛋白であり，鉄吸収促進や免疫調節などの生理活性を有する．ラクトフェリンが腸間膜の脂肪の合成を抑制[28]及び分解を促進すること[29]により脂肪を減少させると報告されている．

認知機能

2012年のわが国の認知症患者の数は462万人で，65歳以上の高齢者の7人に1人が認知症と推計され，2025年には認知症患者の数は700万人前後になると推定されている．厚生労働省は2015年に認知症施策推進総合戦略（新オレンジプラン）を発表し，認知症への理解を深めるための普及や啓発を進め，認知症の人が，よりよく生きていくことができる

---

column 薬物代謝酵素：シトクロムP450（CYP）

CYPは代謝に最も重要な酸化反応を触媒することで，医薬品を脂溶性から水溶性に変化させて体外への排出を促す．CYPには複数の分子種が存在し，医薬品によって代謝を受ける主な分子種が異なる．食品や医薬品のなかにはCYPを阻害するものがある（コラム表A）．またこれとは逆にCYPを誘導するものもある（コラム表B）．

CYPが阻害されると，代謝が遅延するため血中薬物濃度が上昇し，作用や副作用が増強される．CYPが誘導されると代謝が亢進するため，血中濃度が減少し，作用が十分得られない恐れがある．喫煙者はCYP1A2が誘導されている状態であり，CYP1A2

で代謝されるテオフィリンの半減期は非喫煙者よりも短くなる．しかし患者が禁煙するとCYPの誘導がなくなるため，これまでよりもCYPは見かけ上阻害された状態となり，テオフィリンの血中濃度が上昇し，テオフィリン中毒をきたす恐れがあるため注意が必要である．

またCYPには遺伝子多型が知られており，たとえばCYP2C19は日本人で約20%が低代謝型であるとされ，想定よりも血中濃度が上昇しやすい．CYP2C19で代謝される薬剤には抗血小板薬や向精神薬が含まれるため注意が必要である．

表A　CYPを阻害する食品や医薬品

食品や医薬品	阻害される分子種
グレープフルーツ，イチョウ（銀杏）	CYP3A4
ケルセチン	CYP1A2
ニューキノロン系抗菌薬	CYP1A2
オメプラゾール，フルボキサミン，チクロピジン	CYP2C19
アゾール系抗真菌薬，マクロライド系抗生物質，シメチジン，HIVプロテアーゼ阻害剤	CYP3A4

表B　CYPを誘導する食品や医薬品，嗜好品

食品や医薬品，嗜好品	誘導される分子種
セントジョーンズワート（セイヨウオトギリソウ）	CYP1A2，CYP3A4
イチョウ（銀杏）	CYP2C9
喫煙	CYP1A2
リファンピシン，フェノバルビタール，フェニトイン，カルバマゼピン	CYP2C9やCYP3A4など多種

社会に向けた環境整備を求めている.

認知機能の一部である記憶力を維持する作用がある機能性表示食品は DHA・EPA（前述），イチョウ葉由来成分（フラボノイド配糖体及びテルペンラクトン）などである.

ハーブのひとつであるイチョウはその種子（銀杏）が食品や漢方として古くから利用され，イチョウ葉エキスはヨーロッパでは医薬品として販売されており，アメリカやアジアにおいても広く使用されている．イチョウ葉エキスの安全性については出血傾向やまれに胃腸障害を起こすなどの報告があるが，頻度は低く適量を摂取すれば問題は少ないと考えられる．脳血流の改善や神経細胞の活性化などを介して加齢により低下する認知機能を維持することが報告されている[30,31].

医薬品と食品の相互作用

医薬品や食品成分の体内動態は ADME〔吸収（Absorption），分布（Distribution），代謝（Metabolism），排泄（Excretion）〕とよばれる．有効成分は吸収されると血中に入り，生体内に分布し，肝臓などで代謝され，尿中などに排泄されて体内から消失する一連の流れのなかで身体に効果をもたらす（薬物代謝酵素：シトクロム P450（CYP）に関して column 参照）.

グレープフルーツの成分であるフラノクマリン類が代謝酵素 CYP3A4 を阻害し，Ca 拮抗薬などの血中濃度を上昇させ，降圧効果が増強することなど，食品には医薬品との相互作用をするものがある．生薬や甘味料として使われている甘草は，主成分に血圧上昇作用を有するグリチルリチンを含むため，降圧薬の効果が相殺される恐れがある（**表 2**）.

本稿で紹介したように機能性表示食品には種々の有益性が報告されているが，多量摂取による副作用の懸念や，医薬品との相互作用に注意する必要がある．たとえば，降圧作用が期待される食品成分は降圧薬の効果を増強し，副作用を発現することがあるため，両者の併用には注意を要する．また ACE 阻害薬およびアンジオテンシン II 受容体拮抗薬（ARB）阻害薬は，胎児への有害事象や胎児奇形への相対リスクが高まるといった報告があることから，妊婦が ACE 阻害作用を有する食品・サプリメントを摂取することは控えるべきである．機能性表示食品を使用する患者を診療するにあたっての注意点を**表 3**に示した．機能性食品のなかには EPA・DHA やリコピンなど複数の作用を持つ食品成分がある．これらは生活習慣病の予防および健康維持増進に複数の面から相乗効果が期待できるが，一方で副作用や医薬品との相互作用に関連した注意点は多くなるためより配慮が必要である.

機能性表示食品は健康増進を目的とした食品であるが，健康食品を多く摂取する傾向にある高齢者は医薬品を複数服用していることが多く，飲み合わせに注意することや，多量に摂取すればより多くの効果が期待できるものではなく，かえって副作用のリスクが高まることなどを十分理解してもらう必要がある.

広告が禁止されている医療用医薬品と異なり，健康食品の場合，メディアを通して宣伝されると効果への過信や食品なのだから過剰に摂取しても問題ない，といった誤解を生じる恐れがある．消費者が健康食品に関する正しい知識を持って活用してもらうためには，医療従事者は機能性表示食品を含めた食生活について情報収集し，服薬・生活指導の際に

表2 医薬品と食品の相互作用

医薬品	食品	相互作用
CYP3A4 で代謝される化合物 　Ca 拮抗薬（ニフェジピン, ニカルジピンなど), 抗不整脈薬（アミオダロン, リドカインなど), アトルバスタチン, シンバスタチン, ジアゼパム, トリアゾラム, シクロスポリンなど	グレープフルーツ※1	グレープフルーツによる CYP3A4 阻害のため, 医薬品の血中濃度が上昇
CYP1A2, CYP3A4 で代謝される化合物 　CYP1A2：ワルファリン, クロピドグレル, テオフィリンなど 　CYP3A4；シンバスタチン, ジゴキシンなど	セントジョーンズワート（セイヨウオトギリソウ)	セントジョーンズワートによる CYP の誘導のため, 医薬品の血中濃度が減少 （※クロピドグレルは複数の CYP により活性代謝物に変換されるため, セントジョーンズワートとの併用で抗血小板作用が増強し出血傾向がみられたと報告されている)
降圧薬	甘草（グリチルリチン酸)	グリチルリチン酸による偽アルドステロン症のために降圧作用が打ち消される
ワルファリン	ビタミンK含有食品（納豆, 青汁, クロレラ, 緑黄色野菜, 海藻類)	抗凝固作用の減弱
① 睡眠薬, 抗不安薬など多数 ② シメチジン, ラニチジン ③ ニトログリセリン	アルコール※2	①医薬品の血中濃度の上昇 ②アルコールの分解が遅れ, 二日酔い症状が長引く ③過度の血管拡張作用による起立性低血圧や失神の恐れ※2
テオフィリン	カフェイン含有飲料（コーヒー, 紅茶など)	カフェインはテオフィリンと似た性質を持ち, 作用を増強させる
イソニアジド, イミプラミン, シメチジン	チラミン含有食品（チーズ, ワイン, カカオ製品, 燻製食品など)	血圧上昇作用のあるチラミンの代謝が医薬品により阻害されるため, 血圧上昇, 頭痛, 動悸等の症状が現れる
テトラサイクリン系抗生物質, ニューキノロン系抗生物質	牛乳	作用の減弱（カルシウムと結合して難溶性複合体を形成し, 吸収が低下)
難溶性薬物（シクロスポリン, フェニトイン, イコサペント酸エチルなど)	高脂肪食	高脂肪食により胆汁分泌が亢進し, 吸収が増大する

※1：はっさくや甘夏なども Ca 拮抗薬と同時に摂取すると過度の降圧をきたす可能性があり, 注意が必要である. みかんやレモンなどはフラノクマリン類をほとんど含まず影響がないことも知られている.
※2：アルコールは慢性的には血管収縮作用があるが, 急性作用としては血管拡張作用を有する.

表3 懸念される機能性表示食品の注意点

機能性表示食品	注意点
血圧降下に関与する機能性表示食品	降圧薬との併用で過度の血圧低下（ふらつきなど）の恐れがある
ACE 阻害作用を有する食品 （GABA, ペプチド類など)	抗アルドステロン薬との併用で高カリウム血症の恐れがある（特に腎機能が低下した高齢者) 妊婦への使用は避ける
EPA・DHA	抗凝固薬又は抗血小板薬との併用で, 作用が増強する
食物繊維（難消化デキストリン, 大麦グルカン)	多量摂取により下痢の恐れがある
血糖値の上昇を穏やかにする食品	血糖降下剤との併用により低血糖の恐れがある
イチョウ（銀杏)	ワルファリンとの併用で抗凝固作用が増強する
イチョウ（銀杏)	インスリン分泌に影響を与えるため, 糖尿病患者が使用の際は注意が必要
ナリンジン	フェキソファジンとの併用でフェキソファジンの血中濃度が低下する

指導することが求められる.

おわりに

　"You are what you eat(健康は何を食べているかで決まる)" ということわざがあるように，バランスの取れた食事はヒトの健康を支える一方，偏った食事は身体に悪影響を及ぼす．豊富な栄養素の摂取がわが国の長寿を支えてきたが，欧米化した食事が日本人の生活習慣病の増加を助長している．

　特定保健用食品，栄養機能食品に加えて新たに導入された機能性表示食品は，健康維持増進のために活用することが望まれるが，多量に摂取すればより多くの効果が期待できるものではない．過剰摂取による栄養の偏りや医薬品との相互作用は身体に害を及ぼす可能性があるので注意が必要である．

　保健機能食品は国民の関心の高さから多くの製品が開発されており，今後も新たな製品が数多く届け出されることが予想される．医療従事者は本稿で指摘したような注意点を理解し，診療および服薬指導をする場合には，最新の情報をアップデートしていただきたい．

文献

1）厚生労働省．調剤医療費(電算処理分)の動向～平成29年度版～．

2）消費者庁．機能性表示食品制度届け出データベース．

3）厚生労働省．平成29年「国民健康・栄養調査」の結果．

4）Whelton PK et al. Primary prevention of hypertension:clinical and public health advisory from The National High Blood Pressure Education Program. JAMA 2002;288(15):1882-8.

5）厚生労働省．「日本人の食事摂取基準」(2015年版)．

6）梶本修身・他．GABA含有はっ酵乳製品の正常高値血圧者に対する降圧効果．日本食品化学工学会誌 2004；51(2)：79-86.

7）Li X, Xu J. Lycopene supplement and blood pressure:an updated meta-analysis of intervention trials. Nutrients 2013;5(9):3696-712.

8）McEneny J et al. Lycopene intervention reduces inflammation and improves HDL functionality in moderately overweight middle-aged individuals. J Nutr Biochem 2013;24(1):163-8.

9）Inmaculada Navarro-González et al. The Inhibitory Effects of Bioactive Compounds of Tomato Juice Binding to Hepatic HMGCR:in vivo Study and Molecular Modelling. PLoS One 2014;9(1):e83968.

10）石田　優・他．「ラクトトリペプチド(VPP，IPP)」を含有するタブレットの長期摂取が正常高値血圧者および軽症高血圧者に及ぼす影響．薬理と治療 2007；35(12)：1249-60.

11）梶本修身・他．イワシ由来ペプチド含有食品の正常高値血圧，高血圧に対する効果．健康・栄養食品研究 2003；6(2)：65-82.

12）越智大介・他．カゼイン由来トリペプチドMet-Lys-Proの正常高値血圧者およびⅠ度高血圧者に対する血圧降下作用―ランダム化二重盲検プラセボ対照並行群間比較試験―薬理と治療 2017；45(10)：1637-48.

13）内田理一郎・他．大豆発酵調味液(大豆ペプチド含有)配合減塩しょうゆの正常高値血圧者および軽症高血圧者に対する有効性と安全性．薬理と治療 2008；36(9)：837-50.

14）Maruyama S, Suzuki H. A Peptide Inhibitor of Angiotensin I Converting Enzyme in the Tryptic Hydrolysate of Casein. Agric biolal chem 1982;46(5):1393-4.

15）里内美津子・他．難消化性デキストリンのヒト便通に及ぼす影響．栄養学雑誌 1993；51(1)：31-7.

16）Unno T et al. Effects of green tea supplemented with indigestible dextrin on postprandial levels of blood glucose and insulin in human subjects. J Nutritional Food 2002;5(2):31-9.

17）Kisimoto Y et al. Suppressive effect of resistant maltodextrin on postprandial blood triacylglycerol elevation. Eur J Nutr 2007;46:133-8.

18）Yoshikawa M et al. Absolute stereostructure of potent α-glucosidase inhibitor, salacinol, with unique thiosugar sulfonium sulfate inner salt structure from Salacia reticulata. Bioorg Med Chem 2002;10(5):1547-54.

19) Bang HO et al. Plasma lipid and lipoprotein pattern in Greenlandic West-coast Eskimos. Lancet 1971;1:1143-5.

20) Bang HO et al. The composition of the Eskimo food in north western Greenland. Am J Clin Nutr 1980;33:2657-61.

21) 藤本祐三・他．血中中性脂肪値が高めの成人男女を対象としたエイコサペンタエン酸・ドコサヘキサエン酸含有飲料の12週間連続摂取による血中中性脂肪値低減効果および安全性の検討．日本臨床栄養学会雑誌 2011；33（3）：120-35.

22) Sagara M et al. Effects of Docosahexaenoic Acid Supplementation on Blood Pressure, Heart Rate, and Serum Lipids in Scottish Men with Hypertension and Hypercholesterolemia. Int J Hypertens 2011;2011:809198.

23) Iketani T et al. Effect of eicosapentaenoic acid on central systolic blood pressure. Prostaglandins Leukot Essent Fatty Acids. 2013;88（2）:191-5.

24) Johnson EJ et al. Cognitive findings of an exploratory trial of docosahexaenoic acid and lutein supplementation in older women. Nutr Neurosci 2008;11（2）:75-83.

25) Kondo T et al. Vinegar intake reduces body weight, body fat mass, and serum triglyceride levels in obese Japanese subjects. Biosci Biotechnol Biochem 2009;73（8）:1837-43.

26) 遠藤美智子，松岡　孝．食酢の食後血糖上昇抑制効果．糖尿病 2011；54（3）：192-9.

27) 梶本修身・他．食酢配合飲料の正常高値血圧者および軽症高血圧者に対する降圧効果．健康・栄養食品研究 2003；6（1）：51-68.

28) Ono T et al. Effects of pepsin and trypsin on the anti-adipogenic action of lactoferrin against pre-adipocytes derived from rat mesenteric fat. Br J Nutr 2011;105（2）:200-11.

29) Ono T et al. Potent lipolytic activity of lactoferrin in mature adipocytes. Biosci Biotechnol Biochem 2013;77（3）:566-71.

30) 植松大輔．イチョウ葉エキスの脳梗塞慢性期の局所脳循環動態に対する効果．脳卒中 2000；22（2）：313-9.

31) Kaschel R. Specific memory effects of Ginkgo biloba extract EGb 761 in middle-aged healthy volunteers. Phytomedicine 2011;18（14）:1202-7.

アンチエイジング・
クリニック

17 アンチエイジング医療の実践

Keyword
抗加齢医療
栄養療法
キレーション治療
ホルモン補充療法
有害金属汚染

POINT

📋 アンチエイジング・クリニックでは，ホモシステイン，脂肪酸分画，ビタミン D，性ホルモン，毛髪ミネラル検査など，通常の人間ドックに含まれる検査項目以外の内容を調べ，栄養療法に基づいた治療を行っていることが特徴である．

📋 キレーション治療には，心筋梗塞再発予防効果があることがアメリカの臨床試験にて確認され，とくに糖尿病患者で効果的であることが報告された．当院の知見としても，キレーション治療に動脈硬化改善効果があることが確認されている．

📋 有害金属（ヒ素，鉛，水銀，カドミウム，アルミニウムなど）によって引き起こされる健康障害について正しく理解し，その診断と治療を行うことは，健康長寿をサポートする抗加齢医療にとってきわめて重要なプロセスである．

はじめに

　アンチエイジング・クリニックは，内科的な治療を行うことによって老化現象に対処することで"元気に長生きする"ことを治療目的としている．この意味では，治療というよりも積極的な予防医学を実践する場がアンチエイジング・クリニックといえる．老化を必然的な生命現象としてあきらめるのではなく，老化によるさまざまな症状を軽減し，老化するスピードそのものを遅くすることが，アンチエイジング・クリニックの目的である．当院は 2002 年にアンチエイジング専門クリニックとして開業し，これまで 17 年間キレーション治療を中心とした抗加齢医療を行っている．本稿では，当院の知見も含め，アンチエイジング・クリニックの実際について述べたい．

アンチエイジング医療の 3 つの柱

1．栄養状態の適正化

　抗加齢医療では，食事内容や摂取する栄養に関する理解がきわめて重要な意味を持つ．このために，血液検査などにより栄養状態が適正な範囲にあるかどうかを見極めることが第一歩となる．亜鉛，銅，フェリチン，無機リンなど通常の人間ドックではあまり調べられていない項目から栄養状態を把握することが可能である．高齢者では亜鉛が減少する傾向にあるため，亜鉛のサプリメントを補充する場合も多々ある．また加工食品類の取りすぎでは無機リンの上昇を認めるため，血液データにより無機リンが増えすぎていないことを定期的に管理することも重要である．ALT（GPT）値の低下はビタミン B 群，なかでも B_6

満尾　正 Tadashi MITSUO　満尾クリニック

の減少を疑わせる現象であるため十分な注意が必要である[1]．足りない栄養素は，基本的には適正な食生活によって補うべきであるが，生活環境や習慣の問題でそれができない場合には，栄養サプリメントによる栄養素の補給を考慮する．

2．体内浄化の必要性

現代人の骨に含まれる鉛濃度は，産業革命以前の人類のそれと比較して 1,000 倍以上になるともいわれている[2]．これは産業革命以降の大気汚染などによってもたらされた文明の弊害のひとつである．鉛以外の有害金属としては，ヒ素，水銀，カドミウムが，アメリカの公的機関，ATSDR(www.atsdr.cdc.gov)の環境汚染物質リストのトップ 10 中に掲載されており注意が必要である．

有害金属類は，通常であれば肝臓による解毒機能によって体外への排泄が促進され，さほど大きな健康被害をもたらすことは考えられない．しかし肝臓機能には個人差もあり，現代のように脂肪肝を持つ患者が増えている状態では，肝臓の解毒機能が完全に機能しているとはいえない．こうしたケースでは体内に許容量以上の有害金属類が蓄積して健康被害をもたらすものと考えられる．後述するキレーション治療によって心筋梗塞の再発が予防できた理由も，鉛やカドミウムの排泄を促すことによって体内のフリーラジカルによる酸化ストレスを軽減できたことにあると考えられている[3]．環境汚染物質，なかでも有害金属汚染の診断と治療は，抗加齢医療にとって欠かすことのできない要素である．

3．ホルモン補充療法

加齢に伴い性ホルモンの減少が起こることは必然的な変化であり，ホルモン補充療法によって介入することは不自然であると考えられてきた．しかし，副腎機能不全ではステロイドホルモン，甲状腺機能低下症では甲状腺ホルモンを補充するように，加齢によって減少した性ホルモンを補充することはけっして不自然なことではなく，健康状態を維持するうえではきわめて重要な治療の一手段である．

ホルモン補充療法の代表には，DHEA(dehydroepiandrosterone)やテストステロン，女性ホルモンやプロゲステロンなどがある．成長ホルモン(human growth hormone：HGH)投与については，1990 年の Rudman らの研究[4]が注目を集め，2003 年頃までは HGH 補充療法が盛んに行われていたが，その後は安易な使用方法が問題視され，現在では成長ホルモン分泌不全症候群の患者を除いては，積極的な HGH の補充療法は推奨されていない．

アンチエイジング・クリニックで行う検査

1．概要

当院が初診時に行っている検査項目には，血液，尿検査，脈波伝播速度(pulse wave velocity：PWV)，骨密度，体組成，呼吸機能検査など一般の人間ドックでも扱われる検査のほか，酸化ストレスの指標である尿中 8-OHdG，毛髪ミネラル検査，糖化現象の指標として，AGEs(advanced glycation end products)の測定などが含まれる．血液検査には，次の項目で述べるいくつかの特徴的な検査項目が含まれる．抗加齢医療の検査の全体像をまとめると，**図 1** に示すように病気探しの検査だけでなく，病気を未然に防ぐためのバリアがしっかりと維持されているかどうかについても調べる検査といえる．

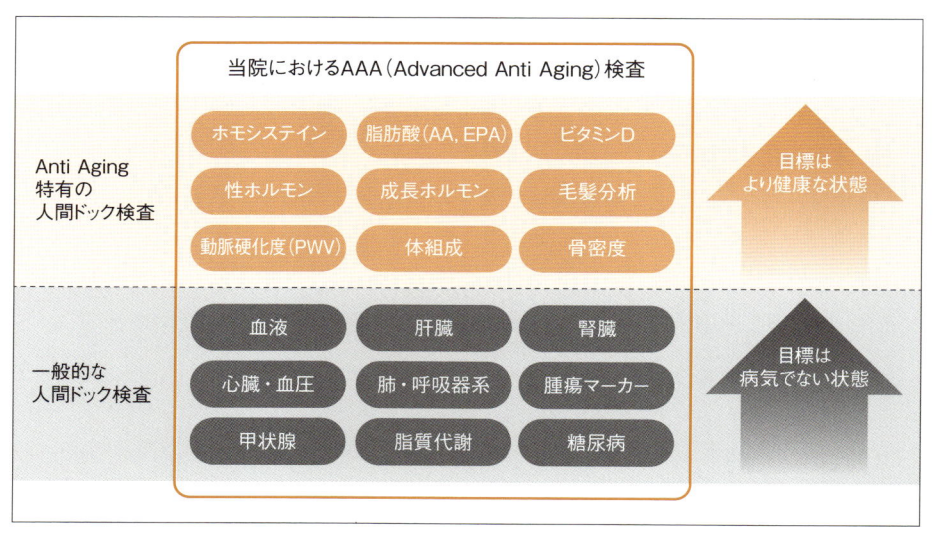

図1 抗加齢医療のドックと通常の人間ドックの違い

2．血液検査

①ホモシステイン

　ホモシステインは"悪玉アミノ酸"ともよばれる身体の老化を進めるアミノ酸代謝物であり，メチオニンの代謝産物である．ホモシステイン値の上昇はメチレーションの異常を意味する．体内のビタミン B_6，B_{12}，葉酸が不足するとホモシステイン値が上昇，また肉類の過剰摂取によるメチオニンの取りすぎもホモシステイン値を上げる理由である．

　ホモシステイン値が高くなると，動脈硬化の進行[5]，認知機能の低下，骨密度の減少，発がん率の上昇，うつ病の発症など，さまざまな病態が起こりやすくなるため，その値をモニターすることは抗加齢医療にとってきわめて重要である[6]．高値である場合には，ビタミン B_6，B_{12}，葉酸を中心とした栄養サプリメントによって正常化することができる[7]．

　血液中のホモシステイン値が 15 nmol/mL を超えると高ホモシステイン血症である．オプティマルレンジについては諸説あるが，理想は 8 nmol/mL 未満，すくなくとも 10 nmol/mL を超えない範囲にコントロールすることを目標にしている．

②脂肪酸4分画

　必須脂肪酸濃度のなかでも重要なものがAA（アラキドン酸）とEPA（エイコサペンタエン酸）濃度を調べることである．AA は体内の炎症を促進する働きが，一方 EPA には炎症を抑制する働きがあることが知られており，AA が多く，EPA が少ないと炎症が起こりやすくなり，心臓血管疾患や発がんのリスクが増えることが報告されている[8]．

　AAはオメガ6系脂肪酸とよばれるリノール酸などから体内で産生される脂肪酸であり，現代人では AA 摂取過剰になっていることが知られている．EPA は DHA（ドコサヘキサエン酸）とともに青魚から得られる脂肪酸であり，炎症の予防だけでなく，血流改善作用や認知機能改善などさまざまな効能が知られている．AA と EPA との比率を調べることも重要であり，和食中心の日本人ではその値が2未満となる[9]が，動物性脂肪摂取が増えると3以上の高値となる．脂肪酸4分画の検査は患者の食事内容の把握にも繋がり，きわめて有

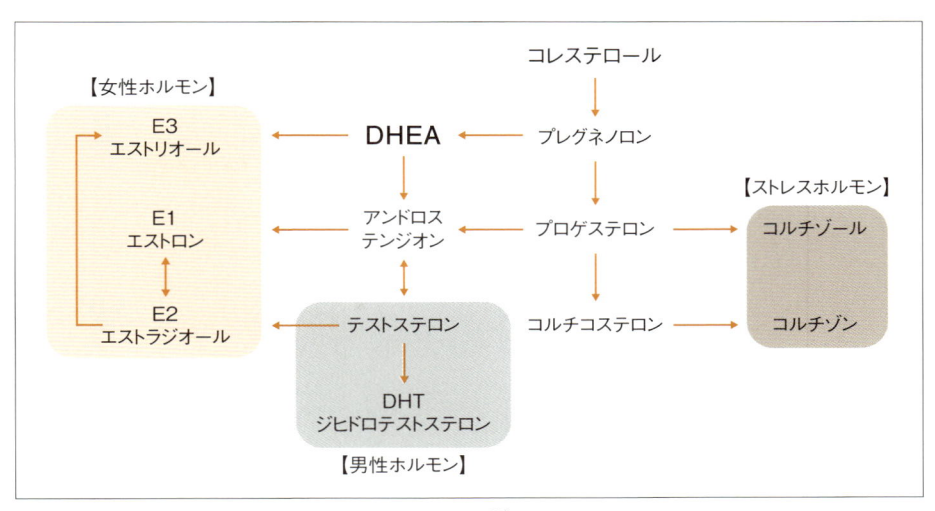

図2 コレステロールから作られるホルモンの一覧[21]

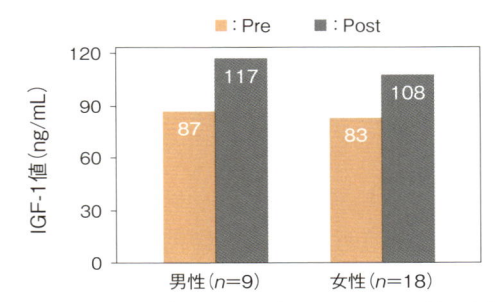

図3 DHEA 投与（25 mg/day）による IGF−Ⅰ値の変化

用と考えている[10].

③性ホルモン

　血液検査では DHEA-S（dehydroepiandrosterone sulphate）レベルを調べることは，臨床的にとくに有用と思われる．DHEA は**図2**に示すように，男性・女性ホルモンの前駆体であり，この血中レベルを調べたうえで補充療法を適切に行うことは，患者の QOL を高めることになる[11].　**図3**のように IGF-Ⅰ（insulin like growth hormoene-1）低値の患者にDHEA を補充すると，IGF-Ⅰ値を上昇させる利点もあることが，当院のデータからも確認されている.

　テストステロン（男性ホルモン）には筋肉量を維持する働きだけでなく，記憶力や脳神経機能をサポートする作用があり，男性の場合には男性更年期の診断に欠かすことができないだけでなく，女性にとっても重要な意味がある．女性ホルモンは，骨からカルシウムが漏出するのを防ぐ働きがあるだけでなく，体調を維持するための潤滑剤のような働きがあることが知られている．このためホルモンバランスを適正状態に維持することは，病気予防の見地からも重要である.

④ビタミン D_3

　現代人にビタミン D が不足しているという概念は，広く認識されるようになってき

た[12]．体内のビタミン D の充足度を知るためには，1-25(OH)$_2$D$_3$(活性型ビタミン D)濃度ではなく，その前駆体である 25(OH)D$_3$濃度を調べなくてはいけない．この検査はわが国でも 2018 年，骨粗鬆症の診断を対象に保険収載が認められた．

ビタミン D はビタミンとよばれているが，その本質は，構造式からわかるようにステロイドホルモンの一種であり，不足状態になるとさまざまな健康障害を引き起こす．その働きは，骨の健康を守るほか，免疫増強作用，動脈硬化予防，糖尿病予防，筋力維持，脳神経機能維持など多岐にわたる．ビタミン D は全身のあらゆる器官や機能にとって欠かすことのできない栄養素であり，ビタミン D を補充することは全死亡率の低下にもつながることが報告されている[13]．

ビタミン D は日光を浴びることで皮膚で作られるほか，鮭などの魚類を食べることで補充が可能であるが，高齢になると皮膚での産生量が減ることや，食事の絶対量の低下など，血中ビタミン D 濃度を維持することが難しくなる．このため高齢者のビタミン D 低下症が世界中で問題視されている．

血液中の 25(OH)D$_3$濃度が 20 ng/mL 未満は欠乏症，20〜30 ng/mL は不足状態と考えられている．至適濃度として 40 ng/mL 以上を目標に，栄養サプリメントによる補充を考慮すべきである．比較的安価なサプリメントであるビタミン D$_3$を補充することは抗加齢医療において欠かすことのできない重要な治療のひとつである[14]．

3．毛髪ミネラル検査

毛髪ミネラル検査の目的は，有害金属汚染の有無の確認と必須ミネラルの過不足について知ることにある．当院ではアメリカの検査会社へ依頼し，17 種の有害金属と 22 種の必要金属の濃度を調べている．現代人が汚染されやすい有害金属として，ヒ素，水銀，カドミウム，鉛，アルミニウム，ニッケルなどがあるが，ヒ素は農薬，水銀は鮪の脂肪や歯科充填剤であるアマルガムなど，鉛は白髪染めや環境汚染物質，カドミウムは喫煙や環境汚染物質，アルミニウムは加工食品による汚染，ニッケルは化粧品類からの汚染が疑われる．

必須ミネラルの分布を調べることで，亜鉛，コバルト，クロムなどの身体にとって欠かすことのできない金属が十分であるかどうかの診断が可能である．これらの金属の広範囲にわたる不足がある場合には，ミネラル類を含む食品の摂取不足や消化吸収機能の問題を疑う．必須ミネラルは健康維持の上できわめて重要な存在であり，毛髪ミネラル検査により現状を把握することは重要である[15]．

アンチエイジング・クリニックで行う治療

1．栄養サプリメントの活用

血液データならびに臨床症状から，必要な栄養素の不足が疑われる場合には，これらを補充することが治療の始まりとなる．ビタミン・ミネラルの必要量には諸説あるが，**表 1**に示すものは ACAM〔American College for Advancement in Medicine(www.acam.org)〕がキレーション治療患者用に提示しているマルチビタミン・ミネラルの成分表である．それぞれのビタミンやミネラルの推奨摂取量に幅があるのは，個人の体型やライフスタイルの違いなどにより，摂取量にも違いがあることを意味している．

表1　摂取すべきビタミン・ミネラルの種類と1日あたりの必要量[22]

ビタミンA	5,000〜10,000 IU	カルシウム	500〜1,000 mg
ベータカロチン	10,000〜20,000 IU	マグネシウム	400〜600 mg
ビタミンD	50〜400 IU	カリウム	50〜99 mg
ビタミンE	200〜800 IU	亜鉛	15〜25 mg
ビタミンC	1,000〜2,000 mg	マンガン	15〜25 mg
ビタミンB1	50〜150 mg	ヨウ素	100〜200 mcg
ビタミンB2	25〜50 mg	クロム	150〜200 mcg
ナイアシン	25〜100 mg	セレニウム	150〜200 mcg
ナイアシンアミド	50〜150 mg	銅	2〜3 mg
ビタミンB5	250〜500 mg	モリブデン	50〜100 mcg
ビタミンB6	15〜25 mg	バナディウム	15〜30 mg
ビタミンB12	50〜200 mcg	ボロン	0.5〜1.0 mg
葉酸	400〜800 mcg		
ビオチン	200〜300 mcg		
コリン	50〜100 mg		
イノシトール	50〜100 mg		
Coenzyme Q-10	150〜300 mg		

2. 点滴治療：キレーション治療点滴

　アンチエイジング・クリニックで行う点滴治療には，キレーション治療点滴，マルチビタミンミネラル点滴，高濃度ビタミンC点滴，グルタチオン点滴などがあるが，本稿ではキレーション治療点滴について述べる．

　キレーション治療とは，キレート剤を用いて鉛などの有害金属を体外へ排泄させる治療方法である．キレート剤のなかでもEDTA（ethylene diamine tetraacetic acid）を用いた点滴をEDTAキレーション治療とよぶ．その目的は，動脈硬化治療と有害金属の排泄促進にある．EDTAキレーション治療は1940年代から鉛中毒の治療薬として使用されていたが，1950年代以降，心臓疾患を中心とした動脈硬化性血管疾患に対する非侵襲的治療方法としてアメリカを中心に使用されている[16]．2003年から2012年まで行われたアメリカのNIHの臨床試験（TACT study）（https://nccih.nih.gov/health/chelation/TACT-questions）では，キレーション治療によって心筋梗塞の再発が有意に減少する結果が確認された[17]．糖尿病患者では，この治療効果はきわめて顕著であったため，第二次の臨床試験として糖尿病患者を対象としたTACT2 study（tact2.org）が2017年からNIHの主導のもと開始されている．

　EDTAには，Na2-EDTAとCa-EDTAの2種類がある．前者にはCaを排泄する効果があるが，後者にはその働きがない．Na2-EDTAは1950年代から動脈硬化の治療，予防目的にて使用されている一方，Ca-EDTAは鉛中毒治療など有害金属排泄の目的で使用されている．わが国で医薬品として購入できるものはCa-EDTAのみである．

　Na2-EDTAキレーション治療は，Na2-EDTAをビタミン，ミネラルとともに点滴するものである．投与方法の基準はACAM（www.acam.org）や日本キレーション協会（www.chelation.jp）が提供している．点滴はほぼ週に1回のペースで20〜40回，繰り返し行う．EDTAの持つ抗酸化力とCa代謝への影響が治療効果をもたらすメカニズムと考えられる．図4は当院で30回以上のNa2-EDTAキレーション治療を受けた患者のPWV値の変化を示す．キレーション治療の回数とともに動脈硬化を示すPWV値が有意に低下している．これはキレーション治療が動脈硬化に対して有効な治療であることを示唆している．

　鉛などの金属排泄をおもな目的とした治療には，Ca-EDTAを使用する．Ca- EDTAに

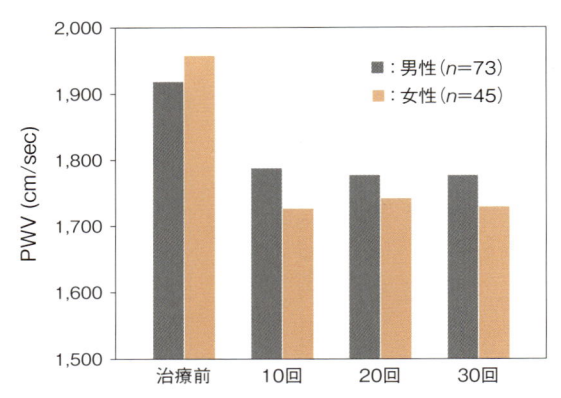

図4 キレーション治療による PWV 値の変化
PWV : pulse wave velocity.

は Ca 排泄作用がないため，短時間で安全に投与できる特徴がある．体内に鉛の蓄積がみられる腎機能不全患者では，Ca-EDTA キレーション治療を行うことで腎機能の悪化を防ぐことが報告されている[18]．尿中誘発試験により，鉛などの有害金属が高濃度で排泄された場合には，繰り返し Ca-EDTA を点滴投与することが，有害金属汚染の治療として効果的である．

　動脈硬化の治療や予防，また有害金属汚染の治療[19]という点で，キレーション治療の可能性はきわめて大きなものである．安全な治療であるが，この治療に関する専門的な知識を理解したうえで治療にあたることが重要である[20]．

おわりに

　アンチエイジング・クリニックは今後の医療のなかできわめて大きな存在になる可能性を秘めている．治療対象になる疾患が従来の各科別の垣根を越えた広範な領域にわたるため，全身的な治療方法が要求されること，さらに老化をコントロールしようとすることなど，今までの医学にはない考え方であり，パラダイムシフトともいえるかもしれない．一方，アンチエイジング・クリニックで行われる検査や治療は保険診療の適応外であるので，今後はこうした経済的な障壁をクリアーしていくことも課題である．しかし超高齢社会に突入した現在，元気に活躍できる高齢者を支える医療技術は社会経済学的にみてもきわめて重要なことであり，多くの開業医や若手医師がこうした領域での診療にチャレンジすることは，明るい 21 世紀を作るうえでの礎になるものと確信している．

文献

1）Peltz-Sinvani N et al. Low ALT Levels Independently Associated with 22-Year All-Cause Mortality Among Coronary Heart Disease Patients. J Gen Intern Med 2016(2):209-14.

2）Ericson JE et al. Skeletal concentrations of lead in ancient Peruvians. New Eng J Med 1979;300(17):946-51.

3）Diaz D et al. Chelation therapy to prevent diabetes-associated cardiovascular events. Curr Opin Endocrinol Diabetes Obes 2018(4):258-66.

4）Rudman D et al. Effects of human growth hormone in men over 60 years old. New Eng J Med 1990;323(1):1-6.

5）Kobori Y et al. Influence of serum homocysteine level on coronary atherosclerosis in Japanese. J Cardiol 2004;43（5）:223-9.

6）Seshadri S et al. Plasma homocysteine as a risk factor for dementia and Alzheimer's disease. New Eng J Med 2002;346（7）:476-83.

7）Schnyder G et al. Decreased rate of coronary restenosis after lowering of plasma homocysteine levels. New Eng J Med 2001;345（22）:1593-600.

8）Dyerberg J et al. Eicosapentaenoic acid and prevention of thrombosis and atherosclerosis?　The Lancet 1978;2（8081）:117-9.

9）Yokoyama M et al. Effects of eicosapentaenoic acid on major coronary events in hypercholesterolaemic patients（JELIS）:a randomised open-label, blinded endpoint analysis. Lancet 2007;369（9567）:1090-8.

10）Simopoulos AP. An Increase in the Omega-6/Omega-3 Fatty Acid Ratio Increases the Risk for Obesity. Nutrients. Multidisciplinary Digital Publishing Institute. 2016;8（3）:128.

11）山田佳彦，関原久彦．DHEA の老年病予防効果．日本老年医学会雑誌 2003；40：421-8.

12）Holick MF. Vitamin D deficiency. New Eng J Med 2007;357（3）:266-81.

13）Garland CF et al. Meta-analysis of all-cause mortality according to serum 25-hydroxyvitamin D. Am J Public Health 2014;104（8）:e43-50.

14）満尾　正．ビタミン D3 欠乏症の診断と治療．日本抗加齢医学会雑誌 2010；6（2）：74-7.

15）満尾　正．有害金属汚染の診断と治療．日本抗加齢医学会雑誌 2010；6（5）：85-92.

16）Clarke NE et al. Treatment of angina pectoris with disodium ethylene diamine tetraacetic acid. Am J Med Sci 1956;232:654-66.

17）Lamas GA et al. Effect of disodium EDTA chelation regimen on cardiovascular events in patients with previous myocardial infarction:the TACT randomized trial. Jama 2013;309:1241-50.

18）Lin J-L et al. Environmental lead exposure and progression of chronic renal diseases in patients without diabetes. N Engl J Med 2003;348（4）:277-86.

19）満尾　正．有害金属汚染とキレーション治療．日本抗加齢医学会雑誌 2008；4（6）：27-34.

20）満尾　正．キレーション治療．治療（増刊号）2007；89：1533-45.

21）細胞機能と代謝マップ．東京化学同人 1997；p.107.

22）Rozema TC. The protocol for the safe and effective administration of EDTA and other chelating agents for vascular disease, degenerative disease, and metal toxicity. Journal of Advancement in Medicine 1997;10（1）:74

Keyword
エピジェネティクス
フェニル酪酸
高濃度ビタミン C 療法
支持療法

18 がん治療と アンチエイジング

POINT

📋 がんは加齢に伴い増加する疾患であるため，治療手段として，アンチエイジング的なアプローチが有効である．

📋 エピジェネティクスは，ヒトの正常な成長や老化現象にも関与している．がんは老化現象であり，エピジェネティックなアプローチによるがんのコントロールは，まさにアンチエイジング的アプローチであり，治療にとどまらず，がんの予防やリスク評価などへの応用にも大きな期待がもてる．

📋 高濃度ビタミン C 療法は副作用がほとんどなく，標準治療との併用により抗腫瘍効果の増大，標準治療の副作用の軽減などが報告されている．また，ビタミン C 本来の作用から，がん患者のQOL 維持，合併症予防効果も得られるため，がんの支持療法として非常に有用である．

はじめに

　アンチエイジングというと予防的なイメージが強く，「がん治療とアンチエイジング」というタイトルに違和感を覚える方も少なくないかもしれない．しかし，がんが加齢にともない増加する疾患であることを考えると，老化をがん治療の標的のひとつにすることは理にかなっている．実際に，アンチエイジングとがんの領域には共通するテーマも多く，とくにエピジェネティクスは，アンチエイジングの分野でも，がんの分野でも注目されているテーマのひとつである．また，ビタミン C は，抗酸化という特性からアンチエイジングの領域では欠かせない栄養素であるが，近年，がん治療においても有効性が期待されている．

　本稿では，がんにならないためのアンチエイジングではなく，がん治療のアンチエイジング的なアプローチとしてのエピジェネティック療法と高濃度ビタミン C 点滴療法について述べる．

エピジェネティック療法

1．老化を遺伝子レベルで考える

　老化には，さまざまな捉え方があるが，ここでは，遺伝子レベルで老化を考えてみる．
①老化とは遺伝子のコピー機能が低下すること

　人間には 60 兆個の細胞があり，個々の細胞には約 2 万数千の遺伝子が存在する．これらの遺伝子は，毎日体中のどこかで何回も何回も繰り返しコピーされていて，一生涯繰り

澤登雅一 Masakazu SAWANOBORI　三番町ごきげんクリニック，東海大学医学部内科学系血液腫瘍内科客員講師

返される．たとえ，活性酸素やウイルスなどにより遺伝子に傷がついても，それを修復し，正確にコピーを繰り返す．ところが，老化はこのコピー機能の低下をもたらす．そして，コピーにミス（変異など）が生じることによりがんをはじめとするさまざまな病気が引き起こされる．

②老化とは遺伝子のオン・オフのスイッチ機能が低下すること

　上述のように，人間の身体は60兆個の細胞からなり，個々の細胞には2万数千の遺伝子がまったく同じ順番に整然と並んでいる．同じ遺伝子の並び順を持つ細胞が，肝臓にあれば肝臓の，腎臓にあれば腎臓の性質を持つようになるのは，適材適所になるように，個々の遺伝子の発現パターンが正しく調節されているためである．つまり，2万数千の遺伝子のうち，どの遺伝子のスイッチをオンにして，どの遺伝子のスイッチをオフにするかがしっかりと制御されているからで，このような制御を研究する学問あるいは制御そのものをエピジェネティクスという．老化はこのエピジェネティクスの異常の原因になる．DNA配列に変化がなくても，老化により遺伝子発現の調節に異常が生じると，加齢に伴い増加する疾患であるがん，アルツハイマー病をはじめとする神経変性疾患などを発症する．長い間，がんは遺伝子変異の蓄積の結果生じると考えられてきたが，エピジェネティックな変化だけでもがんが生じることが報告されている[1]．

2. 加齢とエピジェネティクス

　加齢とエピジェネティクスの関連をもっともわかりやすく説明するものに，一卵性の双子を対象とした研究がある．一卵性の双子は，遺伝子配列など遺伝学的には同一であるにもかかわらず，環境や生活習慣が異なると，加齢とともに，外見・疾患に対する感受性・寿命などが変わることが知られている．3歳の双子と50歳の双子のエピジェネティックな変化を比較した研究では，3歳の双子は，双子間でDNAのメチル化やヒストンのアセチル化にほとんど違いがみられないが，50歳の双子では大きく異なっていた[3]．このことは，加齢によりエピジェネティックな変化が増加することを示している．エピジェネティックな変化の増加は，加齢とともにがんが増えるひとつの理由となる．

3. がんとエピジェネティクス

　加齢やその他の原因で生じるDNAのメチル化・ヒストン修飾などのエピジェネティックな変化は，発がんと関連している．DNAのメチル化，ヒストンの脱アセチル化などにより，DNAの巻きつきが強くなることで，がん抑制遺伝子の不活化が起こる．多くのがん抑制遺伝子が，プロモーター領域にあるCpGアイランドの異常メチル化により不活化されることが知られている[2]．

　ここで注目したいのが，"エピジェネティックな変化は可逆的である"ということで，がん治療にも応用されている．つまり異常なエピジェネティックな変化をもとに戻すという治療法である．日本でも，血液悪性腫瘍に対して，DNAメチル化酵素阻害薬，ヒストン脱アセチル化酵素（HDAC）阻害薬として，すでに数種類のエピジェネティクスに働きかける分子標的薬が認可されている．

4. エピジェネティックながん治療薬としてのフェニル酪酸の可能性

　フェニル酪酸は，先天性疾患である尿素サイクル異常症患者の高アンモニア血症に対する治療薬であるが，HDAC阻害作用があることが知られている．成人の進行がん患者を対

象とした第Ⅰ相臨床試験も行われており，安全性が確認されている[7]．他の薬剤との危険な相互作用はなく，治療抵抗性神経膠腫に対するフェニル酪酸単独での効果[8]や，大腸がんに対する化学療法との併用による治療効果の報告もある[9]．アメリカでは，一部の脳腫瘍や白血病に適応外使用が認められている．当院でも，標準治療抵抗性前立腺がん・卵巣がん・肺腺がんなどに対する有効例を経験している．

 ## 高濃度ビタミンC 点滴療法

　がんに対する高濃度ビタミンC点滴療法は近年，日本でも急速に広まっており，多くの医療施設がこの治療に取り組んでいる．高濃度ビタミンC点滴療法ががん患者に受け入れられやすい理由は，少なからずビタミンCに対するイメージにあると思われる．従来の抗がん剤などに比べ副作用がはるかに少ないということ，また，本来ビタミンCが持つ，免疫・栄養・抗ストレス・皮膚や粘膜の保護・精神安定効果などにより，QOLの改善，標準治療の副作用や合併症のリスクの軽減が期待できること，抗がん剤など他の標準治療と併用できること，などがあげられる．しかし，そもそも高濃度ビタミンC点滴療法はなぜ注目されるようになったのか．それは，やはりがん細胞を死滅させる効果が期待できるからと考えている．

1．高濃度ビタミンC の抗腫瘍効果

　高濃度ビタミンCの抗腫瘍効果は，2005年，米国国立衛生研究所（National Institute of Hearth：NIH）の研究により報告された．彼らの研究では，抗酸化物質であるビタミンCを大量に静脈内投与し，血液中のビタミンCが高濃度になると，強い酸化作用をもつ過酸化水素が誘導され，カタラーゼ（過酸化水素を中和することができる酵素）活性が低いがん細胞は，過酸化水素に攻撃される．一方，正常細胞はカタラーゼ活性が高く，過酸化水素による影響をほとんど受けない．つまり，がん細胞を選択的に死滅させることが示された[10]．

　著者らは，この効果を検証するとともに，高濃度ビタミンCの新たな抗腫瘍メカニズムとして，血管新生にかかわる分子（VEGF）を制御する HIF1α という分子の発現を抑制することによって，がん細胞の血管新生を阻害し，白血病細胞の増殖を抑制するというメカニズムがあることを報告した[11]．白血病に関しては，ビタミンCが，骨髄で造血幹細胞を血球へと分化・成熟させる役割を担っている TET2 という遺伝子を活性化することで，白血病の進行を遅らせることができるという報告もある[12]．

　また，KRAS あるいは BRAF 遺伝子に変異のある大腸がんに高濃度ビタミンCが有効である可能性が示された[13]．これは，酸化型ビタミンCががん細胞内に入ることで，細胞内グルタチオン濃度を低下させ，その結果，がん細胞内の酸化が高まり細胞死に至るというメカニズムで，とくに KRAS あるいは BRAF 遺伝子に変異のある細胞は，酸化型ビタミンCが細胞内に入りやすいという特徴がある．KRAS 遺伝子の変異は大腸がんの 40〜50％に，BRAF 遺伝子の変異は 5〜10％にみられ，これらの変異がある場合，標準治療に抵抗性であることが多いことを考えると，高濃度ビタミンC療法はよい適応であると思われる．さらに，ビタミンCによるコラーゲンの合成が，がんの転移を減らす可能性があることもわかってきた．

2. 高濃度ビタミン C 点滴療法の臨床

がん治療における高濃度ビタミン C の役割・位置づけがすべて理解されているわけではないが，すでに，海外ではいくつかの臨床試験結果が報告されている．

アイオワ大学で行われた，ステージ 4 の膵臓がん患者に対して，高濃度ビタミン C 点滴療法と一般的に用いられる抗がん剤（ゲムシタビン）とを併用した第 I 相臨床試験では，9 例の平均生存期間は 13 カ月であり，標準治療の平均生存期間 5.65 カ月を大幅に延長した[14]．

カンザス大学の第 I 相/第 II 相臨床試験では，転移のある進行性の膵臓がんに対し，ゲムシタビンと高濃度ビタミン C を併用し，ビタミン C がゲムシタビンの薬物動態に影響を与えなかったこと，特別な有害事象がないこと，生存期間の延長が期待できることを報告している[15]．

同じくカンザス大学におけるステージ 3，4 の卵巣がん患者を対象とした臨床試験では，従来の抗がん剤による治療に高濃度ビタミン C 点滴療法を併用したグループは，併用しなかったグループと比べ，胃腸症状，神経症状などすべての副作用が軽減した[16]．

おわりに

エピジェネティクスは，ヒトの正常な成長や老化現象にも関与している．がんは老化現象であり，エピジェネティックなアプローチによるがんのコントロールは，まさにアンチエイジング的アプローチであり，治療にとどまらず，がんの予防やリスク評価などへの応用も大きな期待がもてる．

高濃度ビタミン C は，著者らの研究では，腫瘍細胞密度が低いほうが，抗腫瘍効果が強くみられるため，再発予防にも適していると考えている．また，鉄を除去することで抗腫瘍効果が高まるため，実際の臨床で鉄の除去をどのように併用できるかが今後の課題である[17]．すくなくとも，標準治療と併用することで，標準治療の副作用を軽減し，QOL を高く保つという点においては，おおいに意味がある治療法といえる．

文献

1) Ohnishi K et al. Premature termination of reprogramming in vivo leads to cancer development through altered epigenetic regulation. Cell 2014 13;156(4):663-77
2) Ushijima T. Detection and interpretation of altered methylation patterns in cancer cells. Nat Rev Cancer 2005;5(3):223-31.
3) Fraga MF et al. Epigenetic differences arise during the lifetime of monozygotic twins. Proc Natl Acad Sci U S A 2005;102:10604-60.
4) Fenaux P et al. Efficacy of azacitidine compared with that of conventional care regimens in the treatment of higher-risk myelodysplastic syndromes:a randomised, open-label, phaseIII study. Lancet Oncol 2009;10(3):223-32.
5) Samid D et al. Phenylacetate and phenylbutyrate as novel, nontoxic differentiation inducers. Adv Exp Med Biol 1997;400A:501-5.
6) Adam L et al. Sodium phenylacetate induces growth inhibition and Bcl-2 down-regulation and apoptosis in MCF7ras cells in vitro and in nude mice. Cancer Res 1995;55(22):5156-60.
7) Gilbert J et al. A phase I dose escalation and bioavailability study of oral sodium phenylbutyrate in patients with refractory solid tumor malignancies. Clin Cancer Res 2001;7(8):2292-300.
8) Baker MJ et al. Complete response of a recurrent, multicentric malignant glioma in a patient treated with

phenylbutyrate. J Neurooncol 2002;59(3):239-42.

9) Sung MW et al. Combination of cytotoxic-differentiation therapy with 5-fluorouracil and phenylbutyrate in patients with advanced colorectal cancer. Anticancer Res 2007;27(2):995-1001.

10) Chen Q et al. Pharmacological ascorbic concentration selectively kill cancer cell:action as a pro-drug to deliver hydrogen peroxide to tissues. Proc Natl Acad Sci USA 2005;102:13604-09,

11) Kawada H et al. High Concentrations of L-Ascorbic Acid Specifically Inhibit the Growth of Human Leukemic Cells via Downregulation of HIF-1a Transcription. Pros One 2013;8(4):e62717

12) Cimmino L et al. Restoration of TET2 Function Blocks Aberrant Self-Renewal and Leukemia Progression. Cell 2017:170(6):1079-95

13) Jihye Y et al. Vitamin C selectively kills KRAS and BRAF mutant colorectal cancer cells by targeting GAPDH. Science 2015;350(6266):1391-96.

14) Welsh JL et al. Pharmacological Ascorbate with Gemcitabine for the Control ofMetastatic and Node-Positive Pancreatic Cancer(PACMAN):Results from a Phase I Clinical Trial. Cancer Chemother Pharmacol 2013;71(3):765-75

15) Ma Y et al. High-dose parenteral ascorbate enhanced chemosensitivity of ovarian cancer and reduced toxicity of chemotherapy. Sci Transl Med 2014;6(222):222ra18

16) Polireddy K et al. High Dose Parenteral Ascorbate Inhibited Pancreatic Cancer Growth and Metastasis:Mechanisms and a Phase I / IIa study. Sci Rep 2017;7(1):17188.

17) Tsuma-Kaneko M et al. Iron removal enhances vitaminC-induced apoptosis and growth inhibition of K-562 leukemic cells. Sci Rep 2018;8(1):17377

トピックス

Keyword

プレシジョンメディシン
精密医療
遺伝学的検査(DTC)
ゲノム薬理学
常染色体優性遺伝性疾患

19 遺伝子とアンチエイジング

はじめに

アンチエイジングを長寿および老化の抑制と考えると，10年以上前に有名になったカロリー制限とサーチュイン遺伝子の関連が有名だが，その後にサーチュイン遺伝子の作用や，サーチュイン誘導物質のレスベラトロールの臨床的効果は証明されなかった．ここではアンチエイジングは「可能なかぎり予測できる疾患を予防して，自然で活動的な加齢をめざす」「健康寿命の延長」と定義して考える．

遺伝医学の情報源としては，国立遺伝学研究所の遺伝学電子博物館(https://www.nig.ac.jp/museum/msg.html)と，「かかりつけ医として知っておきたい遺伝子検査，遺伝学的検査Q＆A 2016」(http://dl.med.or.jp/dl-med/teireikaiken/20160323_6.pdf)を推奨する．

2015年1月，オバマ大統領は一般教書演説で，"What if matching a cancer cure to our genetic code was just as easy, just as standard? What if figuring out the right dose of medicine was as simple as taking our temperature?" と述べた．プレシジョンメディシン(精密医療)とは遺伝情報などに基づいて，個人に適した正しい治療を正しいタイミングで選択できるようにすることである．がんゲノム医療だけでなく，アンチエイジングや予防医学もこれに当てはまる．

遺伝学的検査

1. どこでも買える遺伝学的検査(DTC)の問題

遺伝学的検査には，WEBなどを介して消費者直結型(direct to consumer：DTC)で購入できるものがある．前記のQ＆Aでは「医師の診断を伴わないDTC遺伝子検査から得られる結果は，あくまで確率の情報です．また，検査の分析的妥当性や臨床的妥当性は検査会社によって大きく異なります．」という注意点があり，武藤香織教授(東大医科研公共政策研究分野)の「遺伝子検査を買おうかどうか迷っている方へのチェックリスト」(https://www.pubpoli-imsut.jp/files/files/18/0000018.pdf)に詳しく説明されている．DTC検査で才能や運動能力がわかるとするものもあるが，自転車競技の選手に関して双子や家族を検討した研究によると，DTC検査で使用されるような遺伝子多型のうち身体能力に関係するものは200以上調べても成績の2%程度しか説明できないとのことであった[1]．

2. 多因子疾患の遺伝学的検査

高血圧症，動脈硬化症，糖尿病，がんなどは，生活習慣に関連しており，以前に成人病といわれたものである．これらの疾患は明らかに遺伝的傾向もあり，遺伝＋生活環境ということで多因子疾患とよばれている．

今までゲノム全体をカバーする遺伝子多型チップを使用して，多因子疾患との関連が研究されてきた．これをゲノムワイド関連解析(Genome Wide Association Study：GWAS)とよぶ．たとえば糖尿病だけでも100近くの遺伝子多型との関連が知られてきたが，以前に雑誌では"遺伝子検査は占い"と評されていた．しかし2018年には状況が変わってきた．過去の多因子疾患の遺伝学的検査は10個程度までの遺伝子多型を扱っていたが，現在は大きな集団に対して数百万までの遺伝子多型をスーパーコンピュータを駆使して解析し，信頼できる結果を出せるようなった．

2018年の *Nature genetics* の論文によると，イギリスのバイオバンクのデータを使用した網羅的遺伝子多型診断で，冠動脈疾患，心房細動，2型糖尿病，炎症性腸疾患，乳がんを検討したところ，各疾患の発症リスクが3倍に上昇した人はそれぞれ8.0%，6.1%，3.5%，3.2%，1.5%もあり，この5疾患のいずれかを有する人は全体の19.8%もあるという結果であった．ほかにも同様な論文があり，既知のリスクファクターより勝ると結論されている[2]．"占い"が"科学"に変わったといえ

田口淳一 Junichi TAGUCHI 東京ミッドタウンクリニック

るであろう．このようなゲノム全体の遺伝子多型を網羅的に調べることで，疾患の個別化予測が可能になり，また健康寿命の延長にもつながっていくであろう．

しかし一番重要なのは，日本人においてもこれらと同じ研究をして結果を出すことである．現在進んでいる，バイオバンク・ジャパン，東北メディカルメガバンクなどの解析結果が期待される．すでに東北メディカルメガバンクのデータに基づいた日本人の遺伝子多型チップが開発されてきている．

遺伝要因と環境要因

1．相互作用の例（お酒で赤くなる人と喫煙，食道がん）

体質の遺伝学的検査の代表的なものは，アルコール代謝である．そのなかで，顔が赤くなること，お酒の強さにおもに関係するのはアルデヒド代謝酵素（ALDH）である．この遺伝子変異は東アジア人の中だけに生じたもので，日本では約60%の人がALDH（2*1/2*1）のホモタイプで，他の人種と同じ正常型で，残り約40%はALDH（2*1/2*2）のヘテロタイプで，お酒に弱いタイプである．代謝酵素は正常タイプの1/16，つまりお酒に弱い人は強い人の1/16の量しか飲めないので，絶対に無理強いしてはいけない．ALDH（2*2/2*2）のホモタイプは日本人の4%程度で，この人はまったく飲めないはずである．

ALDH遺伝子型は実は食道がんにもかかわっている．ALDH（2*1/2*2）のヘテロタイプでお酒の弱いタイプの人が恒常的に飲酒すると4〜6倍食道がんが増えることが知られている．また"顔が赤くなる"人は飲酒＋喫煙で食道がんが増える．このように体質の遺伝子型も，環境要因が加わると疾患に関連することがある．遺伝子型を知って，それに合わせて生活習慣に気をつけることがアンチエイジングにつながる[3,4]．

2．環境要因が遺伝子の作用を変えること：エピジェネティクス

遺伝子が突然変異するといろいろな影響がでることがあり，その代表例ががんである．それ以外にも遺伝子の働きが変わることがある．それがエピジェネティクス（エピゲノム）とよばれ，DNA塩基配列の変更を伴わないで（ここが突然変異と異なる）おもに染色体の変化に起因する安定した遺伝子発現や細胞の表現型が変わるものである．

妊娠期の母親の栄養状態やストレスは，胎児のエピゲノムの状態を変化させ，子孫の一生にわたる健康状態に影響を及ぼす．第二次世界大戦中にドイツ軍占領下のオランダの一部で極端な飢餓があった．2008年の調査で，母親が妊娠初期（10週間）に飢餓環境をすごした子どもは，その後60年の人生で，肥満などの生活習慣病になるリスクが高いことがわかった．IGF2という成長に関わるインプリンティング遺伝子のメチル化状態が原因であった[5]．

がんは多段階の細胞の遺伝子変化を経て発生するといわれている．そのなかにはエピジェネティクス（エピゲノム）変化もあり，これらが積み重なることでがん細胞になる．

胃がんでは，ピロリ菌感染による慢性炎症が続くと，胃粘膜の細胞にDNAメチル化異常が誘発される[6]．また食道がんでは，喫煙を長期にわたって続けると，食道の上皮にDNAメチル化異常や突然変異が誘発される．DNAメチル化修飾は通常DNAメチル基転移酵素（DNA Methyltransferase：DNMT）によって制御されている．DNMT阻害薬は血液がんにすでに使用されており，脳腫瘍，鼻咽喉頭がん，頭頸部がんなどの固形がんを対象にした臨床開発も行われ，がん以外でも，糖尿病，免疫疾患，アルツハイマー病，統合失調症など，エピジェネティック異常の存在が認められている疾患にも適応が広がる可能性がある．

DNAメチル化年齢という概念を提示している研究者もおり，ヒトのすべての組織のDNAメチル化の程度と実際の年齢が相関しているという．だとすると，血液や組織のDNAメチル化を計測することがアンチエイジングのマーカーになる可能性がある[7]．

エピゲノムに関しては，国際ヒトエピゲノムコンソーシアムの日本チームのサイト（http://crest-ihec.jp/public/epigenome_qa.html）を推奨する．

薬剤の効果を予測する遺伝学的検査：ゲノム薬理学と HLA

オバマ大統領の演説では"And that's the prom-

表1 CYP遺伝子多型と関連する薬剤

関係するCYP	薬剤名（2019年1月時点）
CYP2C19	Brivaracetam, Carisoprodol, Citalopram, Clobazam, Clopidogrel, Dexlansoprazole, Diazepam, Doxepin, Drospirenone and Ethinyl Estradiol, Escitalopram, Esomeprazole, Flibanserin, Formoterol, Lacosamide, Lansoprazole, Omeprazole, Pantoprazole, Phenytoin, Prasugrel, Rabeprazole, Ticagrelor, Voriconazole
CYP2C9	Celecoxib, Dronabinol, Flibanserin, Flurbiprofen, Lesinurad, Phenytoin, Piroxicam, Prasugrel, Warfarin
CYP2D6	Amitriptyline, Arformoterol, Aripiprazole, Aripiprazole Lauroxil, Atomoxetine, Brexpiprazole, Cariprazine, Carvedilol, Cevimeline, Citalopram, Clomipramine, Clozapine, Codeine, Darifenacin, Desipramine, Desvenlafaxine, Deutetrabenazine, Dextromethorphan and Quinidine, Doxepin, Duloxetine, Eliglustat, Escitalopram, Fesoterodine, Flibanserin, Fluoxetine, Fluvoxamine, Formoterol, Galantamine, Gefitinib, Iloperidone, Imipramine, Lofexidine, Meclizine, Metoprolol, Mirabegron, Modafinil, Nebivolol, Nefazodone, Nortriptyline, Ondansetron, Palonosetron, Paroxetine, Perphenazine, Pimozide, Propafenone, Propranolol, Protriptyline, Quinidine, Quinine Sulfate, Risperidone, Rucaparib, Tetrabenazine, Thioridazine, Tolterodine, Tramadol, Trimipramine, Umeclidinium, Valbenazine, Venlafaxine, Vortioxetine

ise of precision medicine– delivering the right treatments, at the right time, every time to the right person.", Q & A では「薬剤による危険な副作用や，有効性の乏しい薬剤の投与を回避できるなど，診療上有用な検査」と説明されている．しかし薬を使うときになってから調べるわけにはいかない．そうすると，あらかじめどのような薬が安全に使用できるかどうかを先に知っておくのがよいということになる．つまり人間ドックや健康診断の一環として，先に自分の薬理遺伝学（ゲノム薬理学）検査をしておくことが理想的だといえる．

どのような薬剤にゲノム薬理およびHLA検査情報が重要かということに関しては，Clinical Pharmacogenetics Implementation Consortium（CPIC）（https://cpicpgx.org/genes-drugs/）およびFDA（https://www.fda.gov/Drugs/ScienceResearch/ucm572698.htm）に詳しく記載されているが，日本ではあまり知られていない．

薬理遺伝学（ゲノム薬理学）にとって重要なのはCYP2C19，CYP2C，CYP2D6である（**表1**）．これらのCYPには心臓関係の薬や精神科関係の薬など多くの分野が関係しているが，市販薬にも含まれている咳止めのコデインも入っている．薬物動態に関する薬理遺伝学（ゲノム薬理学）検査の結果には民族差があり，コーカサス系，ヒスパニック系，アフリカ系はアジア系と大きく違うのは確かだが，遺伝的素因が近いと考えられる東アジア人のなかでも異なる場合がある．国立医薬品食品衛生研究所の斎藤博士の報告「遺伝子多型からみた東アジア圏の民族差」（http://www.nihs.go.jp/kanren/iyaku/20131205-mss.pdf）に詳しく記載さ

れている．

代表例はCYP2C19の関係するクロピドグレルである．クロピドグレルは抗血小板薬の代表的な薬剤で冠動脈疾患のPCI後や脳梗塞の再発予防などに使用される．FDAではクロピドグレルについて，CYP2C19の機能が低下する遺伝子型の組合せの人では抗血小板作用が減弱し血栓合併症が増加するので，他の薬剤を使用するようにと警告している．日本の冠動脈疾患PCIの件数は約25万件で，日本人での脳梗塞発症は年間10〜20万人といわれ，年間に6万4,000人が脳梗塞で死亡するといわれている．実際にCYP2C19の作用が減弱する遺伝子ハプロタイプは日本人では41.7%（遺伝子多型からみた東アジア圏の民族差より）と高率で，とくに重要である．CYP2C19遺伝子型に合わせた薬剤投与をすると冠動脈疾患PCI後の重大合併症が予防できたという論文が，アメリカおよびアジアでも報告されている[8,9]．

HLA型についても重要で，アロプリノール（B5801），カルバマゼピン（B1502，A3101）の皮膚重大合併症との関連がよく知られている．また日本人のHLAと疾患の関連に関して非常に詳しい論文（https://resou.osaka-u.ac.jp/ja/research/2019/20190129_1）が発表された．

ゲノム薬理学およびHLAはアンチエイジングおよび予防医学に非常に重要である．

常染色体優性遺伝性疾患

1. 成人発症の常染色体優性遺伝疾患：ACMG推奨疾患

American College of Medical Genetics and Genomics（ACMG）は，2013年，2016年と，ゲノ

ム検査で発見された場合に本人に知らせるべき常染色体優性遺伝性疾患を発表した．これらは成人発症の家族性腫瘍と循環器・代謝関連の 27 疾患であり，発症予防・早期発見の観点から予防医学において重要な役割を果たすと考えらる．Geisinger グループは，2019 年 3 月現在，64,000 名以上の健常人に臨床評価可能な全エクソーム検査を行い，すでに 1,061 名に有所見結果（HBOC，家族性高コレステロール血症，Lynch 症候群，心筋症などの病的変異）を開示している．彼らは健常人の2%に有意な結果が得られるものと推測している．

日本人でも，循環器疾患では家族性高コレステロール血症（0.2〜0.5%）とプロテイン S 異常症（1%）の頻度が高いことが知られている．日本人乳がんの最近の網羅的解析では乳がん患者の5.7%に関連遺伝子の病的変異が認められ，また健常人の 0.66%にも同じ病的変異が見つかった．やはり日本でも，健常人のなかに成人発症の常染色体優性遺伝疾患の病的変異は 2%以上みつかる可能性がある．

しかし全員がかならずしも発症するわけではなく，また遺伝学的検査情報に基づく差別禁止の法令や保険とのかかわりなど，問題は解決されていない．これらの検査も遺伝専門家との協力のもとに，予防医学・アンチエイジングにも利用可能になると考える[10,11]．

2. 遺伝倫理の多様性と問題：常染色体劣性遺伝疾患のキャリア診断，遺伝子改変技術など

常染色体劣性遺伝疾患は非常に多く，かつ発症頻度はそれぞれ低く，私たちはかならず何らかの疾患の病的変異を持っているキャリアである．たまたま配偶者が同じ遺伝子に病的変異を持つ可能性は少ないので，子供がその疾患を発症する可能性（前記確率×1/4）は現実的に無視できる状況である．日本では常染色体劣性遺伝疾患のキャリア診断は専門家から不必要と考えられているが，中東諸国ではその頻度が無視できるほど低くはなく，国をあげて全国民の全ゲノム検査を行い，婚姻に際して結果を参照すべきと考えている状況である．このように遺伝倫理には多様性があり，優生学問題も絡んで非常に難くなっている．

また中国で遺伝子改変双子の誕生が報道され，遺伝子改変技術が現実的ないま，これらの遺伝学情報や技術をアンチエイジングに応用することには十分な注意が必要である．

一番重要なことは現在の健康状態を知ること：予防医学と健康診断

多因子疾患では遺伝情報だけで現状を推定することは不可能なため，疾患を診断するものではなく，リスク判定をするものだと繰り返しいわれてきた．その他の遺伝学的検査も同様である．

つまり健康診断などで現在の状況を知り，生活習慣を把握して，はじめて遺伝学的検査の結果が有効に使えるのである．たとえて言えば，地図（現状の把握：健康診断等）とコンパス（傾向の把握：遺伝情報）の 2 つをあわせて，生涯健康・アンチエイジングという道を決定できる．

著者らが作成した日本人間ドック学会の遺伝医学 Q & A 集と WEB 自己学習プログラムは，あらゆる人が遺伝専門家と詳しく話ができることをめざしたもので，ぜひご利用いただきたい．（http://ningen-dock-el.jp/idenshi/）

文献

1) Moran CN et al. J Sports Sci 2017;35(14):1411-9.
2) Khera AV et al. Nat Genet 2018;50(9):1219-24.
3) Yokoyama A et al. Jpn J Clin Oncol 2003;33(3):111-21.
4) Ishiguro S et al. Cancer Lett 2009;275(2):240-6.
5) Heijmans BT et al. Proc Natl Acad Sci U S A 2008;105(44):17046-9.
6) Maeda M et al. Gut 2017;66(9):1721-3.
7) Lu AT et al. Aging(Albany NY). 2019;11(2):303-27.
8) Cavallari LH et al. JACC Cardiovasc Interv 2018;11(2):181-91.
9) Su-Yin DT. Eur Cardiol 2018;13(2):112-4.
10) Kalia SS et al. Genet Med 2017;19(2):249-55.
11) Momozawa Y. Nat Commun 2018;9(1):4083.

20 勃起のアンチエイジング

はじめに

男性は勃起機能を保つことができれば健康で長生きできる，すなわちアンチエイジングにつながるということを著者はかねてから主張している．「勃起のアンチエイジング」というタイトルは，この観点に加えて，勃起機能を衰えさせないためにはどうすればよいのかということも考える必要がある．勃起は男性の健康のバロメーターであり，またよい勃起を維持することが重要であることを示したい．

ED 患者は短命

「ED 診療ガイドライン［第 3 版］」では，勃起障害（erectile dysfunction：ED）の危険因子として，加齢，糖尿病，肥満と運動不足，心血管疾患および高血圧，喫煙，テストステロン低下，慢性腎臓病と下部尿路症状，神経疾患，外傷および手術，心理的および精神疾患的要素，薬剤，睡眠時無呼吸症候群があげられている（**表 1**）[1]．ED の危険因子の大半が寿命を縮める要因であることは，容易に理解される．さらに，ED は合併症のない糖尿病患者の無痛性心筋梗塞の予知マーカーといわれている[2]．すなわち，糖尿病患者が ED になったら，その数年後に心筋梗塞を発症することを予想しなければならないのである．

これらの危険因子を排除することが ED の予防や治療になり，ひいてはアンチエイジングにつながることになる．我々は ED 患者に対する生活指導にも積極的に介入することが必要である．

ED と心血管系疾患

陰茎海綿体はいわば血管のかたまりであり，ED と心血管系疾患は密接な関連がある．ED と心血管系疾患はリスクファクターを共有しており，ED は冠動脈疾患発症の予知マーカーであると考えられている[3]．

性交の頻度と心血管系疾患の発生率を調査した前向き研究では，性交の頻度が低いほど心血管系疾患のリスクが上昇するという結果が報告されている[4]．週に 2 回以上の性交を行う群で心血管系疾患発生が少ないというものであり，性交頻度が高く保たれていること，すなわち勃起と射精が維持できていることは，心筋梗塞や脳卒中の発症率を低下させることになる．勃起が維持できているということは，血管が若く保たれている証拠であり，ED の予防につながり，心血管系疾患の発症を防ぎ，結果的にアンチエイジングに貢献するのである．

ED 治療とアンチエイジング

ED の第一選択薬は PDE（phosphodiesterase）5 阻害薬であり，日本ではシルデナフィルクエン酸塩，バルデナフィル塩酸塩およびタダラフィルが使用可能である．勃起には一酸化窒素（NO）と環状グアノシン一リン酸（cGMP）が重要な役割を果たしており，性的刺激により NO が陰茎海綿体神経末梢内皮細胞より放出されると，陰茎海綿体平滑筋細胞内で cGMP が生成され，陰茎海綿体平滑筋を弛緩させる．その結果，動脈血が陰茎海綿体洞に大量に流入し，勃起が起こる．cGMP は PDE5 により容易に分解されるが，PDE5 阻害薬が cGMP の分解を阻害することにより，勃起を維持させる．

近年の研究により PDE5 阻害薬は単なる阻害薬としての機序のみならず，さまざまな働きがあることが判明している．ひとつには心血管系臓器に対する効果であるが，冠動脈血流改善効果と心血管系疾患に対して有効であるという報告がある[5,6]．また，PDE5 阻害薬には血管内皮前駆細胞を増加させる作用があり[7]，血流依存性血管拡張反応が有意に改善したという報告がある[8]．

このように，PDE5 阻害薬は心血管系疾患に有用なだけでなく，血管内皮前駆細胞を増加させ，血管拡張反応の改善効果，いわゆる血管年齢のア

永井　敦 Atsushi NAGAI　川崎医科大学泌尿器科

表1 EDの危険因子

危険因子	発症機序・要因
加齢	陰茎海綿体内皮細胞障害，テストステロン低下，その他の器質的異常
糖尿病	自律神経障害，血管内皮細胞障害
肥満と運動不足	テストステロン低下，動脈硬化
心血管疾患および高血圧	血管内皮細胞障害，血管障害
喫煙	陰茎への血流障害，血管内皮障害，交感神経刺激
テストステロン低下	勃起に関する神経，血管，海綿体組織障害
慢性腎臓病と下部尿路症状	ホルモン異常，血流障害，神経障害，腎性貧血，交感神経過活動，骨盤内血管床虚血，NOS/NOの低下，Rhoキナーゼのup-regulation
神経疾患	中枢，末梢神経障害
外傷および手術	血流障害，神経障害
心理的および精神疾患的要素	うつ，心的外傷後ストレス障害(PTSD)
薬剤	降圧薬，抗うつ薬，前立腺肥大症治療薬(5α還元酵素阻害薬)，髄腔内バクロフェン療法，非ステロイド系抗炎症薬(NSAIDs)
睡眠時無呼吸症候群	REM睡眠障害，夜間酸素飽和度低下による陰茎海綿体障害

ンチエイジングが期待できる薬剤なのである．このほか，下部尿路症状を改善させる効果が報告され[9]，実際に前立腺肥大症治療薬としてタダラフィルが承認されている．

著者らは，日本人の前立腺肥大症患者にタダラフィル5mgを連日投与することにより，投与12週で上腕足首間脈波伝播速度の有意な改善を認め，動脈硬化改善効果を証明した．また，血管内皮機能評価として反応性充血指数を測定した結果，投与4週で有意な改善を認めており，PDE5阻害薬は血管のアンチエイジング作用があることを示した[10]．

このような有用性を考えると，PDE5阻害薬を中高年男性に投与することで，性機能を含めた健康面の改善が期待でき，まさにアンチエイジング効果が期待できるのである．

おわりに

人生100年時代といわれるようになった．男性が健康でずっと長生きできるためのメソッドがいろいろ紹介されるようになっているが，実は勃起を一生維持できることこそが，アンチエイジングにつながるのである．高齢者のなかにはEDを気にしない人びとが，とくに日本人で多く認められる．しかし，たかがEDではなく，されどEDなのである．本稿を通じて，勃起に対する認識を新たにしていただければ幸いである．

文献

1) 日本性機能学会，日本泌尿器科学会編．ED診療ガイドライン［第3版］．リッチヒルメディカル；2018．
2) Gazzaruso C et al. Circulation 2004;110:22-6.
3) Kloner RA. Erectile dysfunction and cardiovascular risk factors. In:Kloner RA ed. Heart disease and erectile dysfunction. Humana Press Inc;2004. pp39.
4) Hall SA et al. Am J Cardiol 2010;105:192-7.
5) Herrmann HC et al. N Engl J Med 2000;342:1622-6.
6) Al-Ameri H et al. Int J Impot Res 2009;21:149-57.
7) Foresta C et al. Int J Impot Res 2006;18:484-8.
8) Rosano GM et al. Eur Urol 2005;47:214-20.
9) Porst H et al. J Sex Med 2013;10:2044-52.
10) Fukumoto K et al. Int J Urol 2017;24:206-10.

21 フォーミュラ食

Keyword

食事の置き換え
食事摂取基準
肥満症診療

フォーミュラ食とは

　フォーミュラ食は，エネルギーの摂取制限が必要なおもに肥満者のために，糖質，脂質を極力抑え，必要十分量のたんぱく質，ビタミン，ミネラルをバランスよく配合した食事代替食品である．1食あたり200〜300 kcalで，1日に1〜2回の食事と置き換えることで，必要な栄養素を摂取しながら体重減少へと導く．実際，1食あたりの栄養素摂取量は，糖質と脂質を除いて厚生労働省が定める日本人の食事摂取基準をおおむね満たしている（**表1**）．

フォーミュラ食による アンチエイジング効果

　日本肥満学会が発行する「肥満症診療ガイドライン2016」において，肥満症に合併する14の疾患群が示されている[1]．その疾患群の多くが加齢に伴って発症リスクが高くなる．それらの疾病をカバーする診療科は代謝内科のみならず，外科，整形外科，精神科，女性医学と幅広く，フォーミュラ食を幅広くアンチエイジング診療に活用できる．以下にフォーミュラ食によるアンチエイジング効果を検証したわが国の論文を紹介する．

　Shiraiらは日本人の肥満糖尿病患者229人を，

表1　フォーミュラ食（マイクロダイエット）の栄養成分（文献[2]をもとに著者作成）

栄養素量		男性		女性	
	栄養素量	基準量※	充足率	基準量※	充足率
エネルギー（kcal）	240				
脂質（g）	2.4				
糖質（g）	16.5				
たんぱく質（g）	21.5	20.0	108%	16.7	129%
食物繊維（g）	5.5	6.7	82%	6.0	92%
カルシウム（mg）	380	217	175%	217	175%
マグネシウム（mg）	116	123	94%	97	120%
カリウム（mg）	700	833	84%	667	105%
リン（mg）	268	333	80%	267	100%
鉄（mg）	6.7	2.5	268%	3.5	191%
ビタミンB1（mg）	0.90	0.47	191%	0.37	243%
ビタミンB2（mg）	0.90	0.53	170%	0.40	225%
ナイアシン（mg）	6	5	120%	4	150%
パントテン酸（mg）	3.3	1.7	194%	1.3	254%
ビタミンB6（mg）	1.30	0.47	277%	0.40	325%
ビタミンB12（μg）	2.2	0.8	275%	0.8	275%
ビタミンC（mg）	43.3	33.0	131%	33.0	131%
葉酸（μg）	163	80	204%	80	204%
ビタミンA（μg）	350	300	117%	233	150%
ビタミンD（μg）	4.2	1.8	233%	1.8	233%
ビタミンE（mg）	4.4	2.2	200%	2.0	220%

※：日本人の食事摂取基準（2015年版）における30〜49歳の値の1/3（1食分）

笹井浩行 Hiroyuki SASAI　東京大学大学院総合文化研究科生命環境科学系

表2 フォーミュラ食による代謝改善効果（文献[2]をもとに著者作成）

	低エネルギー食 （110人）	フォーミュラ食 （119人）	P値
体重（kg）	−1.4（3.4）	−3.5（4.0）	<0.01
内臓脂肪（cm^2）	−5.3（34.7）	−23.6（27.5）	<0.01
収縮期血圧（mmHg）	−1.1（15.5）	−5.9（16.2）	0.03
HbA1c（%）	−0.2（0.8）	−0.6（1.1）	<0.01
中性脂肪（mg/dL）	−1.1（81.9）	−22.6（60.4）	0.03

値はすべて24週間の変化（標準偏差）で示した.

朝食をフォーミュラ食に置き換える群119人と，通常の低エネルギー食に従う群110人にランダムに分け，糖代謝や脂質代謝，血圧などへの影響を24週間にわたって観察した[2]．その結果，フォーミュラ食に置き換えた群で体重や内臓脂肪，収縮期血圧，HbA1c，中性脂肪の減りが大きかった（**表2**）．興味深いことに，体重減少1%あたりの内臓脂肪およびHbA1cの減少率は，フォーミュラ食に置き換えた群で有意に大きかった．

Matsuzakiらは，排卵異常を有する肥満患者39人に，1日1〜2回フォーミュラ食に置き換える治療を24週間行い，月経状態を観察した．その結果，31人（81.5%）が5%以上減量し，経口排卵誘発剤を服用していない26人のうち18人（69%）で月経が再開した．また，体重減少が大きいほど月経を再開する割合が高かった[3]．

そのほか，最近では，手術の難易度を下げ，創部感染などの術後合併症のリスクを減らすべく，肥満を伴う待機的大腸がん患者や肥満減量手術の患者に術前にフォーミュラ食を導入する例も報告されている．

文献

1) 日本肥満学会編．肥満症診療ガイドライン2016．ライフサイエンス出版，2016．
2) Shirai K et al. The effects of partial use of formula diet on weight reduction and metabolic variables in obese type 2 diabetic patients--multicenter trial. Obes Res Clin Pract 2013;7(1):e43-54.
3) Matsuzaki T et al. Weight reduction using a formula diet recovers menstruation in obese patients with an ovulatory disorder. Reprod Med Biol 2017;16(3):268-75.

22 アンチエイジング野菜
ベジマカ®

Keyword

薬用植物
二次代謝産物
性機能改善
不妊

マカとは

マカは標高 4,000 m ほどの南米ペルーアンデス地方の高地で栽培されているアブラナ科の宿根性植物である．原産地のペルーでは性機能の低下や，更年期症状，不妊などに用いられている．栽培の歴史は古く，2000 年前にインカの原住民により始められたとされている．マカは伝統的に滋養強壮，活力増強，栄養補給などの効果が知られており，さらに不妊症，更年期障害の改善にも有効であるといわれている．

ペルーにおけるマカの栽培は標高 4,000～4,450 m の高地にあり，このような地域では平均気温は 4～7 度，強烈な日光の照射が注ぎ，頻繁に凍てつく寒波や強風にもさらされる過酷な自然環境下にある．土壌は酸性である．耐寒性のある多年草で地上部は地面に這うようにして成長する．食用部分である塊茎はカブに似た形で 10～30 g ほどである．品種により色は赤黄色紫黒などさまざまである．現地においては保存食として利用され，焼いたり蒸したり煮込んで食べる．乾燥粉末は水や牛乳などと煮てお粥にしたり，発酵飲料の原料にもなる．

薬用植物の薬効成分[1]

薬用植物の多くは野生または自然環境下で栽培されている．そのため光強度，気温，気流速度などの物理的環境の変動や土壌成分のばらつきにより，一定品質の薬用植物を得ることは難しい．薬用植物の薬効成分としては，アルカロイド，テルペノイド，フェノール，ステロイドおよびフラボノイドなどに代表される二次代謝産物が知られている．二次代謝産物は糖質，蛋白質，脂質などの一次代謝産物に比べて低濃度で植物体内に存在しており，主として捕食，環境ストレス，病害および競合から植物が生き残るための防御機能として働くと考えられている．特定の二次代謝産物は植物種に固有または分類学的にそれに近い植物種にのみ特異的に存在する．二次代謝産物には抗菌活性，殺虫などさまざまな機能や優れた生物活性がある．

マカの二次代謝産物

薬用植物の薬効は結晶として単離精製することができる化学物質の作用であると認識されている．キニーネ，アトロピン，エフェドリンなど今日でも利用されている多くの医薬品が薬用植物から発見されている．マカの二次代謝産物にはグルコシノレート類，イソチオシアネート類，アルカロイド類，ステロイド不飽和脂肪酸などがある．グルコシノレートはアブラナ科植物に見出される二次代謝産物であり，グルコシノレートとその誘導体は生理活性物質として注目されている．新鮮なマカ中にグルコシノレートは約 1% 存在している．イソチオシアネートはわさび，からし大根などアブラナ科の植物に含まれる辛味成分であり，前立腺がんをはじめ，がんの予防効果が報告されている．

マカのアンチエイジング効果[2]

マカは受精能力を向上させることが知られている．マカの脂質抽出物をマウスに経口投与したところ，精子数と性交挿入回数が増加した．またマカは成人男性の血清テストステロンレベルには影響を与えないが，精子量と精子の運動量に関して改善が認められると報告されている．またマカは 8 週間の投与後に性欲を向上させる．さらに，マカはマウスの受胎数を増加させる．この作用は芳香族イソチオシアネート類の生物活性が関係していると考えられている．

ヒトにおけるランダム化比較試験において，マカは閉経後女性，健常成人男性の性機能を改善することが示されている．

また，マウスを用いた抗ストレス試験ではマカ投与群において，血清コーチゾールレベルの上昇

堀江重郎　Shigeo HORIE
順天堂大学大学院医学研究科泌尿器外科学教授

がみられず，ストレス耐性が高くなることが報告されている．

また水泳による身体的抵抗増加試験では，マカ投与により約2倍の水泳時間が観測されている．またホルマリン塗布により下肢に炎症や浮腫を起こさせたラットにマカ抽出物を経口投与したところ，抗炎症作用が観測されている．さらにマカはフリーラジカルを消去する抗酸化能が高いことが報告されている．マカは，脳組織の酸化ストレスマーカーである malondialdehyde（MDA）を減少させる．さらに学習効果や記憶を高めることも動物モデルで報告されている．以上よりマカはアンチエイジングに理想的な機能性食品である．

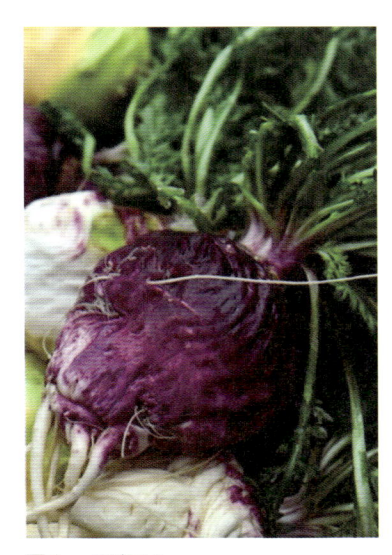

図1　ベジマカ

がんリスクの軽減[3]

マカの有効成分のひとつであるベンジルイソチオシアネートと4メトキシベンジルイソチオシアネートは Nrf2，NF-κB などの分子に作用して前立腺がん，乳がん，胃がん，肝臓がん，膵がん，膀胱がんなどのリスクを軽減することが知られている．

日本産の生マカ「ベジマカ®」はアンチエイジング野菜

現在，ペルーでは種の流出を防ぐため"根の乾燥粉末"のみが輸出可能となっている．この生マカは，もっぱらサプリメントなどの"食品素材"として流通している．じつは30年ほど前は，ペルーからマカの種子を入手することが可能であった．しかしマカは1度栽培するとその土地の養分を吸い尽くし，同じ土地では7年は栽培ができないといわれる非常に特殊な植物のため，ペルー以外での栽培は難しいと考えられていたが，30年ほど前に種を入手した農業者が，20年以上もの地道な栽培研究の結果，高品質な日本産マカの栽培に成功している（**図1**）．国産マカは，ベジマカ® の名称で登録商標されている．伝統的な薬用植物であるマカは自然環境下で栽培されているため，産地，栽培条件，収穫方法など環境変化により二次代謝産物の含有量は変化する．国産マカは生鮮野菜として流通可能であり，ペルー産マカに比べると，ベンジルグルコシネートは約4倍，アルギニンは3倍，グルタミンは3倍と，アンチエイジングに関係する栄養成分が高い．また，これまでは

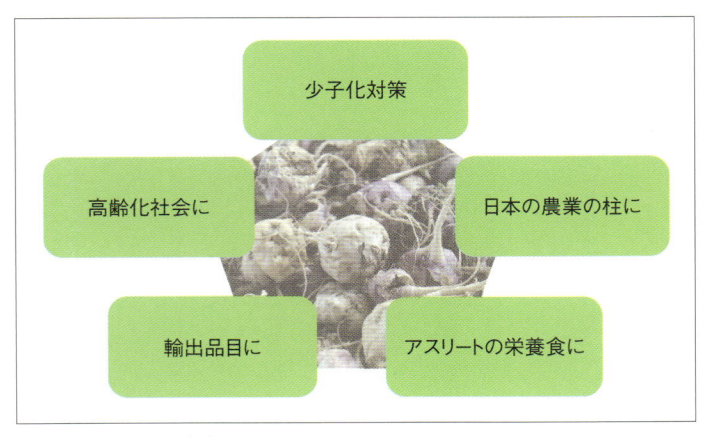

図2　ベジマカの未来

マカの胚軸(塊茎)が食用にされてきたが，葉にも胚軸同様に特徴的な栄養成分が含まれていることがわかった[4]．葉，胚軸は辛みの強い大根に似た味をしている．著者らは，ベジマカ®の乾燥粉末を卵管液に添加することでヒト精子の受精率が高まることを明らかにし，ベジマカ摂取が不妊治療に有効な可能性を示唆した[5]．

して，またさまざまな機能性表示食品として流通可能な換金性の高い野菜である．少子超超高齢社会での生殖・妊孕機能増進と認知症予防，アスリートの運動能力増加に効果が期待され，付加価値の高い農産物として，医農連携に貢献していくと考えられる．

期待されるアンチエイジング野菜・ベジマカ®(図2)

栄養価の高いベジマカ® は，機能性生鮮野菜と

文献

1）治京玉記．マカ(Lepidium meyenii WALP)の成分分析法について．中村学園大学薬膳科学研究所研究紀要 2013；6：13-27.

2）Gonzales GF. Ethnobiology and Ethnopharmacology of Lepidium meyenii(Maca), a Plant from the Peruvian Highlands. Evid Based Complement Alternat Med 2012;2012:193496.

3）Soundararajan P, Kim JS. Anti-Carcinogenic Glucosinolates in Cruciferous Vegetables and Their Antagonistic Effects on Prevention of Cancers. Molecules 2018;23. E2983.

4）(株)食元気のデータによる．

5）Aoki Y. Effect of Lepidium meyenii on in vitro fertilization via improvement in acrosome reaction and motility of mouse and human sperm. Reprod Med Biol 2018;1:57-64.

23 光とアンチエイジング

はじめに

哺乳類の網膜には桿体・錐体に加え，第3の光受容細胞が2〜3％の網膜神経節細胞（retinal ganglion cell：RGC）に存在する．この細胞は青色光感受性の光受容蛋白質であるメラノプシン（melanopsin）を発現するため，メラノプシン発現網膜神経節細胞（melanopsin-expressing retinal ganglion cell：mRGC）とよばれる．mRGCは自身で光を感じることから，内因性光感受性網膜神経節細胞（intrinsically photosensitive retinal ganglion cell：ipRGC）とよばれることもある．メラノプシンが最も感度よく感じる光の波長は480 nm付近，つまりブルーライトである．

mRGCは概日リズムの時刻調節や瞳孔の収縮（対光反射）など，さまざまな役割を持ち，睡眠障害などにも関与するといわれている．このことから，mRGCの機能障害は全身にわたる不調の一因であると考えられる[1]．たとえば，白内障に伴い網膜への青色光の到達が減少し，睡眠障害につながる可能性がいわれている．下記に，加齢や関連疾患とメラノプシンについて概説する．

概日リズム

睡眠・覚醒など，1日を単位とする生体現象を概日リズム（circadian rhythm）といい，このリズムを制御する体内時計を概日時計（circadian clock）という．外界からの時刻情報がまったくない環境，たとえば時計や携帯電話もなく，太陽光も遮断された空間で生活した場合，ヒトは個人差はあるが平均して約24時間10分おきに自然にめざめるという"1日"を繰り返す．このように生物が内在的に持つ時計機構の周期は24時間からわずかにずれており，これが概日（おおむね1日の）時計とよばれる所以である．

日勤と夜勤を不規則に繰り返すシフトワーカーにおける研究で，睡眠障害，悪性腫瘍，心血管疾患，糖尿病，精神疾患，認知機能異常の罹患率の上昇が報告されている．さらに動物を用いた研究から，概日リズムの乱れは心疾患や肥満，睡眠障害などを引き起こすことが知られている．

メラノプシンとブルーライト

日常生活においては，地球の自転・公転に由来する24時間周期との差を補正するために，生物は外からの情報や刺激を利用する．つまり概日時計は約1日周期で自律的に発振するだけではなく，光や食事などの外界からの刺激を巧みに利用して時刻合わせを行っている．この概日時計の光調節を担うのが，メラノプシンおよびmRGCである．

1日のうち，どのタイミングでどのような波長の光を浴びることが我々の身体にどのような影響を及ぼすのかについてはさらなる研究が必要ではあるが，朝に青色波長を多く含む自然光を浴びることで覚醒を促し，夕方以降はブルーライトの含有量の少ない白熱電球や，色温度が3,000 kelvin以下のWarm White LED Lamp下ですごし，寝室は完全な暗所とすることが勧められている[2]．とくに，概日時計の位相調節を担うメラノプシンはブルーライト感受性が高いため，夜の時刻にはブルーライトを避ける工夫が，体内リズムの調整と改善に効果的であろう．実際に，夜間に青色波長光を多く含む白色のLEDライトや蛍光灯，スマートホンやタブレットの画面からの光に曝露されるとメラトニンの産生が抑制され，睡眠覚醒サイクルの乱れや代謝障害，血圧や心拍の変調，精神状態の変調の原因となる可能性が指摘されている．昼間に光を浴び，夜間にはできうるかぎり光を浴びないことが重要である．

片頭痛

mRGCは概日リズムの時刻調節以外にもさまざまな役割を持っている．片頭痛は光照射によって悪化する．片頭痛を罹患している失明患者にお

佐藤真理　羽鳥　恵 Shinri SATO and Megumi HATORI
慶應義塾大学医学部眼科学教室時間生物学研究室

いて，光照射によって痛みの悪化を感じる患者とそうではない患者が存在する．これはmRGCの有無に依存する．眼球を持たない患者においては，光による片頭痛悪化はなかったことからも，目が片頭痛悪化に寄与している，そして目のなかでもmRGCが片頭痛と関連している，と考えられる[3]．

加齢

ヒトにおいても[4]，実験動物においても，老化に伴いmRGCの数が減少することが報告されている．加齢に伴い，概日時計の中枢を担う脳の視交差上核をはじめ，時計機能が減弱する．つまり，一概にメラノプシン細胞の減少だけが加齢に伴うリズム障害の原因ではないが，その一因である可能性が示唆される．

白内障

加齢に伴い水晶体皮質の混濁や核の硬化が進行し，加齢性白内障を形成する．白内障の進行に伴い水晶体は黄色化し，眼球内の網膜に投射する光の青色波長成分は減少する．加齢性白内障と概日リズム異常との関係を明らかにするため，白内障手術施行群と未施行群とで睡眠や血中メラトニン濃度といった概日リズムのパラメータの測定が行われた．その結果，白内障手術施行群において，睡眠の質に関してのアンケート型評価指標であるPittsburgh Sleep Quality Index（PSQI）スコアに関しては有意に改善をみとめたが，メラトニンの分泌レベルやpoor sleep群の割合の改善には有意差を認めなかった[5]．つまり現在のところ，白内障手術の概日リズムや睡眠における改善効果に対するエビデンスの確立にはさらなる検証が必要であるが，ブルーライトの関与は念頭においておくことが重要である．白内障の治療に用いる眼内レン

ズには，ブルーライト透過性を抑えるものが存在する．それらを使用する場合，昼間に照射されているべき青色光も減弱させてしまうことを認識しておくべきである．

緑内障

緑内障は網膜神経節細胞（RGC）の細胞死をきたす疾患である．わが国において40歳以上の20人に1人が罹患し，失明原因疾患の第一位となっている．この疾患により，RGCの一部であるメラノプシン細胞の減少も免れない．近年，ヒトにおける報告もなされてきており，単眼のみの緑内障患者における健側との対光反応の比較において，病側での瞳孔収縮の有意な低下が示された[6]．末期緑内障患者においては，青色波長刺激に対するメラトニン抑制の低下が報告されており，緑内障患者におけるipRGCの機能低下を示唆する結果である[7]．メラノプシンは鬱症状や睡眠などにも関与することから，より積極的に日常生活で青色光曝露を心がけることが，QOL低下の抑制に役立つかもしれない．

おわりに

上述のような特定の疾患のみならず，シフトワークや夜更かしなどを原因とする体内リズムの乱れは日常的に起こりうる事象である．概日リズムは光や食事によって調節されていることから，それらの入力因子を適切なタイミングで取り入れることが重要である．食事に関しては，マウスを用いた研究を行い，同じ食事を同量摂取していても食べる時間帯を活動時間帯のなかの8時間に制限するだけで肥満が防止されることを見出した（時間制限摂食）[8]．今後のさらなる研究が待たれている．

文献

1）Hatori M et al. NPJ Aging Mech Dis 2017;3:9.
2）Zielinska-Dabkowska KM. Nature 2018;18:274-6.
3）Noseda R et al. Nat Neurosci 2010;13:239-45.
4）Esquiva G et al. Front Aging Neurosci 2017;9:79.
5）Erichsen JH et al. Journal of Cataract & Refractive Surgery 2015;41:1997-2009.
6）Nissen C et al. Front Neurol 2014;5:15.
7）Perez-Rico et al. Exp Eye Res 2010;91:578-83.
8）Hatori M et al. Cell Metab 2012;15:848-60.

キーワード索引 （数字は該当項目の冒頭頁を示します）

*　　　*　　　*

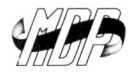

医学のあゆみ BOOKS　アンチエイジング診療　23 のエッセンス
ISBN978-4-263-20684-3

2019 年 6 月 10 日　第 1 版第 1 刷発行

編　者　堀　江　重　郎

発行者　白　石　泰　夫

発行所　医歯薬出版株式会社

〒 113-8612　東京都文京区本駒込 1-7-10
TEL.（03）5395-7622（編集）・7616（販売）
FAX.（03）5395-7624（編集）・8563（販売）
https://www.ishiyaku.co.jp/
郵便振替番号 00190-5-13816